郑世存　许翠萍　高峰玉　马莉　总主编

靠谱的科普
之消化疾病篇

高峰玉　马　莉　张子和　主编
山东省健康促进与教育学会　组织编写

山东大学出版社
SHANDONG UNIVERSITY PRESS
·济南·

图书在版编目(CIP)数据

靠谱的科普之消化疾病篇 / 郑世存等主编；高峰玉，马莉，张子和分册主编. -- 济南：山东大学出版社，2024.7. -- ISBN 978-7-5607-8311-6

Ⅰ. R57

中国国家版本馆 CIP 数据核字第 2024L6C657 号

策划编辑　徐　翔　毕玉璇
责任编辑　毕玉璇
封面设计　王秋忆
插　　画　王钰婷　崔雅静

靠谱的科普之消化疾病篇
KAOPU DE KEPU ZHI XIAOHUA JIBING PIAN

出版发行	山东大学出版社
社　　址	山东省济南市山大南路 20 号
邮政编码	250100
发行热线	(0531)88363008
经　　销	新华书店
印　　刷	济南乾丰云印刷科技有限公司
规　　格	720 毫米×1000 毫米　1/16
	12.75 印张　234 千字
版　　次	2024 年 7 月第 1 版
印　　次	2024 年 7 月第 1 次印刷
定　　价	78.00 元

《靠谱的科普之消化疾病篇》
编委会

总 主 编　郑世存　许翠萍　高峰玉　马　莉

主　　编　高峰玉　马　莉　张子和

副 主 编　刘　柱　王晓丽　贾　莉　郑文文　任文强
　　　　　杨春林　裴艳丽　郭美莹

编　　委 （按姓氏笔画排序）
　　　　　马　莉（山东中医药大学）
　　　　　王　伟（山东省立医院）
　　　　　王　宾（山东省卫生健康委）
　　　　　王晓丽（山东省妇幼保健院）
　　　　　石玉霞（山东省妇幼保健院）
　　　　　毕明媛（青岛市第八人民医院）
　　　　　任文强（济南市中心医院）
　　　　　刘　柱（山东省妇幼保健院）
　　　　　刘丽凤（山东省妇幼保健院）
　　　　　孙志颖（山东省妇幼保健院）
　　　　　孙洋馨（山东省妇幼保健院）
　　　　　杜中华（山东省妇幼保健院）
　　　　　杨春林（山东省立医院）
　　　　　吴　林（日照市人民医院）
　　　　　张子和（山东省妇幼保健院）
　　　　　武　静（山东省妇幼保健院）
　　　　　周吉海（山东省妇幼保健院）
　　　　　郑文文（山东省妇幼保健院）

郑可心（山东省妇幼保健院）

赵文文（山东省妇幼保健院）

郝娇荣（山东省妇幼保健院）

胥　潇（山东省妇幼保健院）

聂雯钰（山东省妇幼保健院）

贾　莉（山东省妇幼保健院）

殷建红（青岛市第八人民医院）

高峰玉（山东省妇幼保健院）

郭美莹（山东大学齐鲁医院）

唐春婷（青岛市市南区黄县路社区卫生服务中心）

桑素珍（山东省妇幼保健院）

寇　淶（山东省妇幼保健院）

蔡潇潇（山东省妇幼保健院）

裴艳丽（菏泽市立医院）

组织编写　山东省健康促进与教育学会

身体是大家最熟悉，又是最不熟悉的。即使是在医学信息迅速传播的今天，相信很多读者朋友对健康还是有很多疑惑，对自己的身体和疾病一知半解，甚至存在部分错误的想法。大家迫切想了解疾病的成因、诊疗手段的区别、疾病最后的结果等。这就迫切要求医生们创作相应的科普作品来答疑解惑。

高峰玉教授就是这支科普团队中的优秀代表。多年来，在繁忙的临床工作之余，他积极投身消化疾病的科普宣传工作。通过传统媒体以及微博和微信公众号等新兴媒体传播医学科普知识，让广大人民群众学习和掌握，并从中受益。"大健康"发展战略要求我们将"治已病"的思路转向"治未病"的理念，这也是医学发展趋势的必然。通过医学科普让更多人能少得病、晚得病，得了病后知道怎么办，是医务工作者终身的使命。科普就像搞科研一样，是一项持续开展、不断深入的工作，没有捷径。唯有耐心与爱心，才能有所收获。

这本书是高峰玉教授多年来从事医学科普工作的系统总结，全书以深入浅出的语言，配以生动的插图，图文并茂地讲述了消化系统疾病的奥秘和原理，为普通大众打开了一扇通往医学知识的大门。相信这本书的出版，会为广大读者，包括对消化疾病预防感兴趣的社会各界人士，以及对消化疾病规范治疗有迫切需要的患者，还有基层医院的医生提供有效帮助。

治未病，学科普，希望更多读者因此书而受益，也希望高峰玉教授带领的优秀团队再接再厉，创作出更优秀的医学科普作品，为健康中国建设、人民美好生活加油助力。

2024 年 6 月

序二

2016 年 5 月，习近平总书记在"科技三会"上指出："科技创新、科学普及是实现创新发展的两翼，要把科学普及放在与科技创新同等重要的位置。没有全民科学素质普遍提高，就难以建立起宏大的高素质创新大军，难以实现科技成果快速转化。"这一重要讲话，对于在新的历史起点上推动我国科学普及事业的发展意义重大，也为做好新时期科普工作指明了方向。重视科学普及，在习近平总书记关于科学技术的一系列重要论述中，是一以贯之的思想理念。早在 2009 年参加全国科普日活动时，习近平总书记就曾指出，科技创新和科学普及是实现科技腾飞的两翼；2010 年时进一步指出，科学研究和科学普及好比鸟之双翼、车之双轮，不可或缺、不可偏废。2023 年 5 月，习近平总书记在二十届中央财经委员会第一次会议上强调以人口高质量发展支撑中国式现代化。科学普及是推动公民科学素质提升的重要手段，中国式现代化的关键在科技现代化，需要高质量科普作支撑。医学要实现创新发展，在科技创新之外，也需要插上科学普及之翼，才能真正做到医防融合、行稳致远。

医学科普的重要性不言而喻，它是提高公众健康水平、预防疾病、促进医学科学发展的关键途径。在当今社会，医学知识的普及具有以下几个方面的意义：

（1）提高公众健康素养：通过医学科普，公众可以学习到正确的健康知识，了解疾病的发生、发展、预防、治疗和康复等方面的信息，提高自我保健意识和能力，从而更加科学地维护自己及家人的健康。

（2）预防疾病：许多疾病，如心血管疾病、糖尿病、肿瘤等，都与不良生活方式密切相关。医学科普能够教育公众如何通过改善生活习惯、饮食结构、运动习惯等来预防这些疾病，从而减少疾病的发生率。

（3）促进医疗资源的合理利用：当公众掌握了一定的医学知识后，可以更加理性地对待疾病，避免盲目就医和滥用药物，有助于医疗资源的合理分配和利用。

（4）推动医学科学发展：医学科普也是医学科学的一部分，它能够激发公众对医学科学的兴趣，培养更多的医学人才，推动医学科学的进步和创新。

（5）增进医患沟通：医学科普有助于患者及其家属更好地理解医疗过程和医学知识，增进医患之间的沟通和理解，减少医患矛盾，构建和谐的医患关系。

（6）支持公共卫生政策：通过医学科普，公众可以更好地理解和支持国家的公共卫生政策，如疫苗接种、疾病筛查、健康促进等，从而提高这些政策的实施效果。

（7）应对突发公共卫生事件：在面临突发公共卫生事件时，如传染病疫情、自然灾害等，公众掌握的医学知识可以帮助他们更加冷静、理性地应对，采取正确的防护措施，减少恐慌和损失。

俗话说"十人九胃"，就是说十个人当中就有九个人有胃病。因为"人食五谷杂粮，孰能无病"。中医认为，肾为先天之本，脾胃乃后天之本。可见，作为"后天之本"的人体器官之一，消化系统值得我们每个人去了解它的故事。本书结合了大量案例，语言通俗易懂，内容严谨求实，兼具科学性和实用性，是一本"靠谱的医学科普图书"。该书按照消化系统不同部位分别叙述临床案例，即食管、贲门，胃，小肠，结肠，肛周，肝胆、胰腺，它掀开了消化系统疾病的神秘面纱，让各种常见病、多发病无处遁形，适合对消化系统健康感兴趣的大众、受消化系统疾病困扰的患者、想要了解消化系统疾病预防知识的读者……

郑世界

2024 年 6 月

第 7 版《现代汉语词典》对"科普"和"靠谱"的释义分别为"科学普及"和"近乎情理,挨边"。十几年前,一位所谓的"大师、神医、专家"曾通过电台、电视台等媒体鼓吹:白萝卜、绿豆和长条茄子能治癌症、糖尿病和心肺肾病。对于这个"不靠谱科普"的典型案例,原国家卫生部很快邀请中西医专家对其养生理论进行了坚决驳斥,同时对其"高级营养专家"身份进行了否认。

当今社会,信息爆炸,知识碎片化日趋严重。以手机为载体的新媒体、自媒体如雨后春笋,恰似"八仙过海,各显神通"。如何让大众在"波涛汹涌、鱼目混珠"的信息中获得真正的科学知识?科普!科普!科普!重要的事情说三遍。为此,国家出台了一系列相关法律法规:《中华人民共和国科学技术普及法》《全民科学素质行动计划纲要(2006—2010—2020 年)》《"十三五"国家科技创新规划》《"十四五"国家科技创新规划》《关于新时代进一步加强科学技术普及工作的意见》《科普基础设施发展规划(2008—2010—2015 年)》《中国科协科普发展规划(2016—2020 年)》《中共中央、国务院关于加强科学技术普及工作的若干意见》……这些文件共同构成了我国科普工作的法治体系,为科普事业的发展提供了强有力的政策支持和精准的工作要求。

具体到社会上的每一位读者,除了适时学习了解国家大政方针外,还应积极参与科普之中,不信谣不传谣,让正确科普成为一面不倒的旗帜。

您一定经常听人说,健康的身体是"1",这"1"也是一面旗帜,财富、名声、地位……这些外在价值体现都是"0",如果"1"倒了,后面有再多的"0"都是摆设。把"1"这面旗帜守护好,后面的"0"才有意义。为了确保"1"挺拔、坚实、不摆,我们需要积极投身体育锻炼,多方获取健康信息。因此,医学科学普及的意义不言而喻。

但是，回顾过去与环视当前，我国的医学科普还存在一些不足。首先是缺乏科普渠道：面对信息时代，科普显得束手无策，从而造成无效甚至有害信息借助现代网络四处蔓延。其次是缺乏信任：医患关系紧张、过度依赖网络，忽视医生的专业建议，导致部分患者延误病情，甚至造成严重后果。最后是缺乏有效科普：科普内容枯燥、科普方式单一，难以满足公众多样化的需求。鉴于此，笔者所在的团队努力打造了创新的科普方式，进行了原创性科普图画绘制，旨在为人民大众提供"靠谱的科普"，在润物无声中为大众提高健康素养。

　　这就是本丛书用心所在。

　　医学研究表明，胃肠是有感情的器官？喉咙卡了鱼刺喝醋、吃饭团就好了？感染幽门螺杆菌的亲人热情给自己夹菜怎么办？空腹吃多了山楂真长胃结石？新生儿可以做胃镜检查吗？妈妈的钻戒被宝宝吞进肚里了如何是好？8岁小女孩查出结肠癌前病变？35岁女子结肠内长了数百个息肉？

　　如果您想详细了解消化系统疾病，请跟随医学专家和科普专家，打开《靠谱的科普之消化疾病篇》……

高峰玉

2024 年 6 月

目录

食管、贲门

胃

第一章

Esophagus
Cardia

食管、贲门

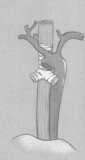

趁热吃——小心得食管癌！

周吉海　寇滦

中国人爱吃，而且特别喜欢趁热吃，很多人应该都有这样的经历：刚出锅的美食，一口下去，直呼"烫！烫！烫！"，只好张着嘴直哈气，等食物凉一点赶紧咽下去，嘴巴被烫掉"一层皮"……但是您可能不知道，趁热吃除了会烫伤嘴，还可能致癌。

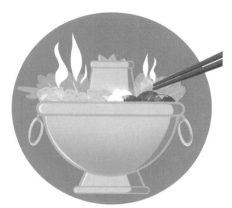

山东济南的王大爷，今年 79 岁了，身体还算硬朗，虽然没有相声演员于谦老师常用来自嘲的"抽烟、喝酒、烫头"这些不良嗜好，但从小在母亲的影响下，养成了"趁热吃"的习惯。再加上对"受凉、风寒"等的恐惧，王大爷渐渐养成了"无热不欢"的习惯。

最近，王大爷老是感觉吞咽困难，胸口火辣辣的，吃了很多胃药都不管用。几经周转，王大爷来到山东省妇幼保健院消化内镜中心，找到了高峰玉主任医师。高峰玉主任对王大爷进行了问诊和体格检查，长期临床工作培养的敏感性让他首先考虑食管问题，于是建议王大爷做胃镜。果然不出所料，胃镜发现距门齿 30 厘米处食管有大片状黏膜粗糙，鲁氏碘染色后见大片状失染区，粉红征阳性，这提示最乐观的情况恐怕也是食管早期癌！好在最终活检病理提示黏膜内癌，高主任择期为王大爷做了食管早期癌黏膜剥离术，达到了完全治愈的目的。

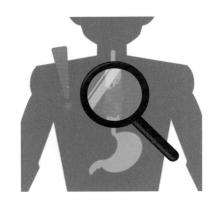

 什么是食管癌？

食管癌是一种常见的起源于食管上皮的消化道恶性肿瘤。该疾病主要发生在中老年男性人群中，并且有两种主要的病理类型，即鳞状细胞癌和腺癌。食管癌的主要症状包括吞咽食物时的梗阻感、异物感、胸骨后疼痛或吞咽困难。

 食管癌的病因是什么？

食管癌的病因非常复杂，一般认为与吸烟、饮酒、亚硝酸盐摄入过量、霉变食物、维生素与微量元素缺乏，以及不良的饮食习惯（如吃饭过快、过烫）及家族遗传等因素有关。

中国是目前世界上食管癌发病率和死亡率最高的国家。在中国，每两分钟就有一个人确诊食管癌，每三分钟就有一个人因为食管癌而死亡。除了遗传、饮酒、吃腌制食物外，喜欢热饮、热食是增加食管癌风险的因素之一。国际癌症研究机构（IARC）经过评估后认为，超过 65 摄氏度的热饮属于 2A 类致癌物，有致癌风险。

 食管被烫伤，您却不知道？

相比于嘴部，食管对温度并不敏感，就算被烫到了也没有太大感觉。因此，吃东西时如果被烫到嘴，很多人会赶紧把食物咽下去，觉得这样就不烫了。刚出锅的饺子、刚从火锅里捞出的肉丸、刚出笼的灌汤包、刚煲好的靓汤……每一口烫嘴的食物，都会给食管带来一次伤害，但您却毫不知情，甚至有些人还特别喜欢这种"嘴巴被烫到，胃里热乎乎"的感觉，但当能感觉到食管有异常时，可能已经晚了。如果说"烫到嘴只好赶紧咽下去"是偶然情况，那对于很多中国人来说，最可怕的是觉得自己"只是趁热吃，根本不烫嘴"。

食管癌有哪些主要的临床表现？

食管癌的临床表现因个体差异而有所不同。早期食管癌可能没有明显症状，但有些患者可能会感到胸骨后有异物感。而在中晚期，典型的症状包括进行性吞咽困难、持续性胸骨后疼痛，还可能伴有消瘦、呕血、黑便、声音嘶哑、饮水呛咳等症状。

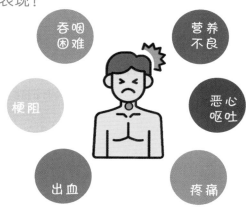

 食管癌患者应该做哪些检查？

如果怀疑自己患有食管病变，需要进行胃镜检查，这是诊断食管癌的"金标准"。通过胃镜检查，可以观察到病变情况并进行病理学检查以确诊。一旦确诊为食管癌，还需要进行 CT 或 MRI 等检查，以评估病变的分期和预后，并制订相应的治疗方案。此外，血常规、凝血功能、肝肾功能等血液学检查也有助于评估食管癌。

 如何制订治疗方案？

根据肿瘤的分期、病理类型，患者的身体状态，可应用多种治疗方式，如手术切除、放疗和化疗等。

对于早期食管癌，内镜下治疗是一种常见的选择，可以通过内镜将肿瘤切除或烧灼，同时保留食管功能。对于晚期食管癌，手术切除是主要的治疗方式，可以将肿瘤及其周围组织一起切除，但可能会导致食管功能损伤。放疗和化疗通常作为辅助治疗，可以减轻症状，控制肿瘤的生长和扩散。

如何预防食管癌？

（1）不要吃太烫的食物：经常吃过烫的食物会损伤食道黏膜，增加食道病变的概率。在喝水时，要注意水温不要太热，而且不要喝冰水，不然会刺激食道黏膜，引起炎症。

（2）避免进食霉变食物：发霉的食物中含有大量的霉菌和细菌，经常食用会增加患食管癌的风险。霉变食物中含有大量的黄曲霉毒素，会导致人体基因突

006

变,增加患癌风险。

(3)戒烟戒酒:吸烟和饮酒都是诱发食管癌的主要因素之一,长期吸烟和饮酒会刺激食道黏膜,增加食管癌的风险。

(4)多吃新鲜蔬菜、水果:新鲜蔬菜和水果中含有丰富的维生素和纤维素,能够帮助人体排出多余的毒素和垃圾,对预防食管癌有一定作用。

(5)积极治疗相关疾病:如果有消化系统相关疾病,要积极治疗这些疾病。

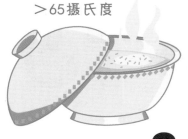

>65摄氏度

 =2A类致癌物

(6)锻炼:适当的锻炼能够增强人体抵抗力,促进新陈代谢,增强器官功能。可以根据个人身体素质来选择适当的运动方式。

(7)定期进行胃镜检查:食管癌早期症状不明显,很难被及时发现。因此,在生活中要注意定期进行胃镜检查,如果发现食管有异物感、溃疡、糜烂等症状,应及时就诊。

(8)检查家族中是否有人患过食管癌:有些食管癌患者会出现家族聚集现象,这说明该病与遗传因素有关,如果有家族史,应定期进行胃镜检查。

专家小·贴士

　　王大爷的病情可能与不良的饮食习惯有关,吃饭过快、过烫可能会刺激食管黏膜,增加患食管癌的风险。

　　因此,大家要时刻关注自己的健康,养成良好的生活习惯,定期进行健康体检,以预防和早期发现恶性肿瘤等疾病,让自己远离疾病的困扰,享受健康的生活。

　　专业医师提醒,如果您也有趁热吃的习惯,建议尽快进行胃镜检查;如果您突然有了吞咽困难的症状,则更应该来医院尽快检查一下。因为早期食管癌完全是有可能通过内镜下微创手术(ESD)治愈的,但若发展到晚期食管癌,即使施行开胸手术、放疗、化疗,后期的生活质量和存活时间也很难得到保证。

酒后吐血？小心"它"！

郝娇荣

俗话说"酒逢知己千杯少"，恰逢国庆佳节，王先生难得有机会与老同学们重聚。这可是一场组织了好几个月的同学聚会，虽然王先生平时不常饮酒也不胜酒力，但这次他与大家相谈甚欢，在众人的呼声中顿觉意气风发，便一时忍不住多喝了几杯。

酒局过了大半，他感觉到胸骨后有一阵阵的烧灼感，伴随着恶心的感觉，为了不影响欢乐的气氛，他强忍着没有表现出来，一直坚持到聚会结束。谁知，刚一走出餐厅，他就开始剧烈呕吐，吐出来的东西里混杂着一大片鲜红的血丝和血水。同时，他感到一阵头晕，差点跌倒，幸好被身旁的人扶住了。几个人平时根本没遇到过这种情况，这局面可把几个老同学吓得不轻，他被紧急送往了山东省妇幼保健院急诊科，急诊科护士立即安排王先生抬高床头卧床休息，并给他测量了血压、脉搏等指标，好在他的生命体征是平稳的。

其实，王先生这种剧烈呕吐后出血的情况叫作呕血。呕血是上消化道疾病或全身性疾病引起的上消化道出血，血液经口呕出，呕血前常有上腹不适和恶心，常见于食管疾病、胃及十二指肠疾病，以及肝硬化门静脉高压引起的食管胃底静脉曲张破裂出血，也可见于全身性的血液系统疾病等。王先生平时身体健康，没有胃肠道不适症状，也没有慢性疾病和重大疾病，他这次是因为什么原因呕血呢？

由于呕血属于消化道出血范畴，急诊科医生当即邀请了消化内科的高峰玉主任前来会诊。在询问病史时，王先生的几个同学争先恐后地描述着事发经过，生怕漏下什么重要信息。高主任了解到，患者平时并没有特殊疾病，结合这次发病的前因后果，他做出了初步判断：这极有可能是剧烈呕吐导致的消化道黏膜损伤出血。

高主任会诊完成后，王先生转入了消化内科进行更为详细的检查。通过完善包括胃镜在内的相关系列检查，发现了一些端倪，在王先生贲门处确实有一条明显的撕裂面，表面还在渗血，这最终证实了高主任的判断，找出了呕血的病因——食管贲门黏膜撕裂综合征。

 什么是食管贲门黏膜撕裂综合征？

食管贲门黏膜撕裂综合征是指胃内压和腹内压骤然升高，导致食管下段和

008 靠谱的科普之消化疾病篇

(或)食管胃贲门连接处或胃黏膜/黏膜下层撕裂而引起的以上消化道出血为主的综合征,几乎均与呕吐有关。酗酒、用力排便、严重呃逆、妊娠反应、食管炎、麻醉、化疗、内镜检查等都可因引起剧烈呕吐而导致贲门黏膜撕裂,其中最主要的原因为饮酒后呕吐。据统计,食管贲门黏膜撕裂出血占消化道出血的15%~23%。另研究报道,本疾病在国内男性发病率高于女性,好发于中青年男性,患者多数有饮酒史或消化道疾病(如慢性胃炎、反流性食管炎或食管裂孔疝)。该疾病一般可以自限止血,如果累及小动脉,可引起严重出血,严重者可发生休克,甚至死亡。

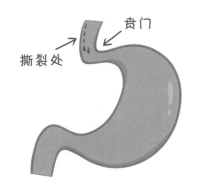
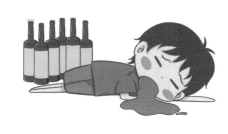

如何确诊食管贲门黏膜撕裂综合征?

食管贲门黏膜撕裂综合征的常见症状有恶心呕吐、呕血和黑便。患者从开始呕吐至出现呕血的时间间隔有长有短,有时会合并上腹部疼痛的表现,呕血严重时还有可能出现休克,但大量出血发生率低。

结合恶心、呕吐的病史,确诊首选胃镜检查,由于撕裂修复快,对疑似者,应在24~48小时内进行胃镜检查,以确定出血的部位和范围。多数患者内镜下可见一条或数条纵行线性伤口,长3~18厘米,少数损伤面为横行或不规则型。呕血患者可见活动性出血,周围黏膜充血水肿。无明显症状患者可见黄白色坏死组织,或有散在出血点及陈旧性血痂附着。撕裂部位常位于食管下段、贲门后壁和右侧壁。

如何治疗食管贲门黏膜撕裂综合征?

食管贲门黏膜撕裂综合征多以内科保守治疗为主,内镜下治疗也是主要的治疗方式。

(1)出血量较小者采用保守治疗,包括禁饮食、胃肠减压、补液等对症治疗,根据病情需要维持酸碱平衡,输血,应用抑制胃酸药物、止血药物、保护黏膜药物等。

（2）内镜下止血:是重要的治疗手段,包括去甲肾上腺素、凝血酶等止血药的喷洒治疗,肾上腺素、硬化剂等药物注射治疗,还有钛夹止血或直接用圈套器套扎,以及氩离子束凝固术等。其中,钛夹止血术简易且有效。

（3）外科手术或介入治疗:对于少数出血迅猛者,当保守和急诊内镜治疗效果不理想时,可考虑急诊外科或介入栓塞治疗。

 怎样预防食管贲门黏膜撕裂综合征?

（1）避免过量饮酒和暴饮暴食,养成良好的生活习惯。

（2）避免用力排便、用力咳嗽、快速转变体位等增加腹内压的因素。

（3）出现无法缓解的剧烈咳嗽和严重恶心干呕时,需要及时干预,尽快缓解。

（4）呕吐后,一旦发现出血,须立即就诊。

总之,养成良好的饮食和生活习惯可以有效预防食管贲门黏膜撕裂综合征的发生,一旦出现相关症状,应及时到医院就诊,并接受包括内镜下治疗在内的科学规范治疗。

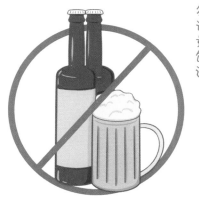

勿过量饮酒

编后语 入院第三天,王先生面色红润、精神饱满,与刚入院时的萎靡状态形成了鲜明对比,看起来完全是两个人。高主任分析,经过禁饮食、内镜下钛夹止血、抑制胃酸、补液等对症治疗,王先生没有再呕吐、呕血和头晕,进食后也没有其他不适,达到了出院标准,并详细交代了患者出院后服药及其他注意事项。经过这次经历,相信王先生及与他一起参加聚会的老同学多多少少都会意识到过量饮酒的危害,养成良好的生活习惯。

反复反酸烧心，警惕食管裂孔疝

郝娇荣

　　2023 年清明节后上班的第一天，在山东省妇幼保健院消化内镜中心候诊区，一位 70 多岁的患者引起了高峰玉主任的注意。老人看起来身形消瘦，神色疲惫，陪同老人一同走进诊室的是她的孙女。

　　"主任，我奶奶最近这二十多天老是感觉吃东西时噎得慌，很费劲才能咽下去，一顿饭根本吃不下多少东西，这些天已经瘦了五六斤了。奶奶平时也经常感到烧心，特别是睡觉的时候，烧心症状更明显，吃片'奥美拉唑'能管点用。可是昨天奶奶不舒服的症状比之前更严重了，还感觉胸闷、憋气。主任您给看看这是怎么回事，是不是得了什么不好的病？"老人的孙女急切地向高峰玉主任描述着老人的情况。高主任一边让老人坐下，一边安抚家属不要着急，继续了解患者具体的发病经过，并给老人做了详细的体格检查，脑海里不断闪现出可能的疾病：老年患者，出现进食梗阻，一定要先排除食管恶性肿瘤！

　　当天高主任就为老人安排了无痛胃镜检查，结果显示并不是食管肿瘤，而是食管裂孔疝伴重度反流性食管炎。听说不是肿瘤，家属悬着的心总算能落地了，但对"食管裂孔疝"这个名词充满了疑惑。高主任指着胃镜图片向老人的家属解释道："这是食管和胃接口的地方，正常情况下它可以把内镜镜身包裹住，起到防止反流的作用。你看老人这个地方的结构非常松弛，已经形成了疝囊，这就是食管裂孔疝。这个病在老年人群中还是比较常见的，它会导致胃里的东西很容易反流到食管里，并对食管黏膜造成损伤，引起反酸、烧心等反流性食管炎症状。"

 ## 什么是食管裂孔疝？

　　食管裂孔疝是胃镜下一种比较常见的诊断，顾名思义，它是一种疝。食管裂孔疝指的是胃的一部分或其他腹腔脏器经横膈的食管裂孔突入胸腔内。食管穿过食管裂孔进入腹腔与胃相连，当食管裂孔过大时，一部分胃进入胸腔内形成食管裂孔疝。此时，食管下段与胃接口处是松弛的，容易导致胃内容物反流入

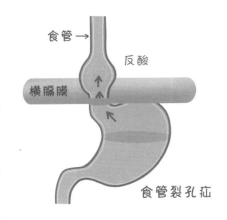

食管,引起不适症状。胃镜下可表现为:贲门口宽大松弛,翻转胃镜时可见到疝囊,有时食管腔内可见潴留液体及食管下段黏膜破损。

随着年龄的增长,食管裂孔周围的肌肉、韧带等组织会发生萎缩、支撑力退化,导致食管裂孔增大。因此,该疾病多发生于老年人,由于肥胖、长期便秘等因素引起长期腹压增高时也可诱发。另外,本病也可见于先天性患者。

 食管裂孔疝患者有什么临床表现?

(1)胃食管反流:食管裂孔疝最常见的临床表现,典型的症状为反酸、烧心、胸骨后及上腹部烧灼痛。不典型症状包括吞咽不适、吞咽困难、胸骨后异物感和恶心呕吐等,还可表现为食管外症状,如咽喉部不适、慢性咳嗽和哮喘等。

随着病程延长,疝逐渐增大后会引起比较明显的胃食管反流表现,此时食管裂孔疝患者的胃就像一个没有瓶盖的瓶子,稍微晃一晃胃内容物就会溢出,很容易反流到食管腔内而引发各种各样的食管反流症状。

(2)并发症

1)上消化道出血:反流导致的食管黏膜糜烂或溃疡,可出现呕血和(或)黑便。

2)食管狭窄:食管炎反复发作可发生瘢痕狭窄,导致吞咽困难。

3)疝囊急性嵌顿:一般见于食管旁疝。裂孔疝患者如果突然出现剧烈上腹痛伴呕吐,完全不能吞咽或同时发生大出血,提示发生急性嵌顿。

(3)疝囊压迫症状:当疝囊较大压迫心肺、纵隔时,会产生气急、心悸、咳嗽、发绀等症状。疝囊压迫食管时,患者会感觉胸骨后有食物停滞感或吞咽困难。

 食管裂孔疝有哪些危害? 如何诊断?

(1)结构改变引起的反流可严重破坏食管的抗反流屏障及酸清除能力,使得食管酸暴露明显增强,加重对食管黏膜的损伤。

(2)研究表明,食管裂孔疝与巴雷特食管、食管的不典型增生等的发生也存在相关性。

(3)需要结合临床症状及胃镜检查结果来确定疾病诊断。

 怎样预防和治疗食管裂孔疝?

(1)预防:调整生活方式和饮食习惯,包括戒烟、戒酒,尽量减少咖啡、浓茶、以及辛辣、酸性及高脂性等容易导致反流的食物的摄入；减肥以降低腹压；进食后不宜立即卧床，应适当抬高床头；减轻压力，保持情绪稳定等。

（2）药物治疗

1）抑制胃酸、中和胃酸的药物：控制症状、减轻黏膜损伤。

2）促胃肠动力药：增强食管和胃动力，以缓解症状。

（3）内镜下贲门缩窄术等新型微创疗法。

（4）外科手术治疗：经保守治疗无效，程度重及出现食管狭窄等严重并发症的患者需行手术治疗，多采用腹腔镜下食管裂孔疝修补与胃底折叠术。

药物治疗
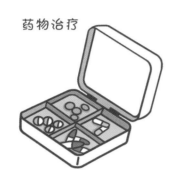

胃底折叠术
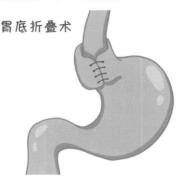

编后语　老年人是食管癌和食管裂孔疝的高危人群，如果老人存在长期反复反酸烧心或伴有其他不典型反流症状，且治疗效果欠佳，应考虑食管裂孔疝的可能，需要完善胃镜等检查，以进一步明确诊断并选取合适的治疗手段。

　　高主任给老人开了抑制胃酸和促进胃动力的药物，并嘱咐老人注意调整生活方式。两周后再来复诊时，老人的症状得到了明显缓解，精神看起来也好多了，高主任的脸上也多了一丝欣慰的笑容。

一根鱼刺引起的食管穿孔——这些方法竟然还有人在用！

蔡潇潇　刘柱　郑文文

　　2022年6月普通的一天，高玉峰主任像往常一样在门诊坐诊，一位从当地医院转来的患者来到了高主任的诊室。患者是一位不爱说话的老奶奶，精神萎靡。高主任询问其病史，老奶奶眉头紧锁，什么也不愿意说。这时，老奶奶的家属开始向主任讲明情况。

经过仔细的询问,原来老奶奶十多天前吃饭时不小心被鱼刺卡住了,老人自己选择了"土方法"——"吞馒头",想着吞咽馒头能够把鱼刺"带"走。谁知,"吞馒头"不仅没有效果,还导致了一阵阵胸痛,当天晚上还发起了高烧。老人怕麻烦孩子,一直强忍着,两天后老奶奶一直高烧不退,胸也越来越疼,才跟儿女们说起这件事。孩子们知道后立刻带着老人在当地医院做了检查,胸部 CT 结果提示"食管穿孔并纵隔脓肿"。在当地医院保守治疗了几天后效果一直不明显。经打听,患者儿女选择带老人来山东省妇幼保健院消化内科找高峰玉主任。

了解了病情后,高峰玉主任无奈地叹了口气:"老人处理鱼刺的方法很不恰当,看来还是我们的宣传工作做得不到位啊!"老人的儿女也叹气道:"母亲年纪大了,出了问题也不愿意麻烦孩子,希望高主任能借这个机会给我母亲好好科普一下。"高主任点点头,欣然答应。接下来的几天,高主任给老人在内镜下置入了一根十二指肠营养管,通过这条管子经口补充营养,并联合抗感染等对症治疗。经过几天的治疗,老奶奶的状态慢慢变好,接下来就是漫长的恢复过程……

鱼刺、骨片、枣核或脱落的假牙等都是常见的食管异物,异物可暂时停留或嵌顿于食管,通常表现为食管异物感、疼痛、吞咽困难等。当出现类似异物卡食管里的情况时,"赶紧喝口醋""快吃块馒头压一压"这些都是亲人朋友常给的建议。这些"土办法"会使异物越卡越深,嵌入组织内,不但不易取出,还会造成严重后果,甚至危及生命。

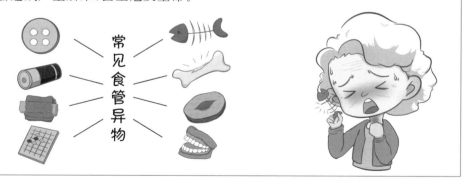

 当异物卡在食管,"土方法"为什么是害人的?

(1)喝醋:长期浸泡老陈醋的确可以软化鱼刺,但是当鱼刺卡在食管中时,实际上靠喝醋是无法浸泡鱼刺的。

（2）吞饭团、馒头：鱼刺卡在食管，无法靠吞咽带走时说明鱼刺很有可能已经扎到食管壁上。用饭团带着鱼刺向前走是一个美好的想法，但实际上饭团可能会将鱼刺推向食管壁深处，造成食管穿孔，甚至扎向食管附近的主动脉，危及生命。

您以为卡在喉咙里的鱼刺的样子　　　　事实很有可能是这样

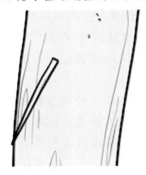
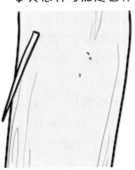

食管位于纵隔腔内，狭窄细长，上连咽喉，走行于气管后方，经纵隔穿过膈肌后，以贲门部连接到胃，从上至下与甲状腺、颈部血管神经、气管、心脏大血管毗邻，而且存在入口处、主动脉弓、贲门口三处生理性狭窄。食物通常卡在第二个生理狭窄处，即距门齿25厘米左右的主动脉弓附近，这里的食道前面有主动脉弓，强行吞食物是有一定风险的，而且很可能会导致食管穿孔或主动脉损伤，一旦因外伤、异物、肿瘤等原因导致穿孔，可引起大出血、颈部脓肿、纵隔脓肿、脓胸、气管食管瘘、食管主动脉瘘等严重并发症，威胁生命。

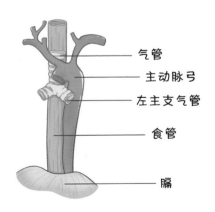
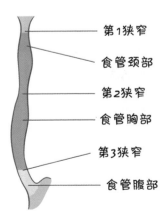

对于食管异物，正确的处理方式是什么？

当食物小且较柔软时，患者可以通过催吐将食道里的食物吐出来，一般不会损伤食道，还可以通过喝水将食物浸润变软，从而将食物咽下去，缓解食道被食物堵住后的不适感。

当食物较大或较尖锐时，一般不能通过催吐或喝水的方式缓解，因为催吐可能会损伤患者的食管，喝水也并不能将食物咽下去，还能造成患者不适。如果出现突发的吞咽困难、异物感加重和疼痛感，应立即停止进食、饮水，一定及时就医。不要对医院怀有恐惧：如果异物只是卡在咽喉部，耳鼻喉科大夫在喉镜下就可以轻松取出；一旦异物进入食管，需要在胃镜下取出，而且越早取出伤害越小。若拖着不治疗，当出现局部脓肿、纵隔炎时，不仅需要患者长时间住院治疗，花费高，而且有极高的生命危险。

当婴幼儿误吞异物后，如未发生呛咳、呼吸困难、口唇青紫等窒息缺氧表现，先不必过分紧张，无须想方设法催吐或导泻，应立即停止饮食，尽快于正规医院专科就诊，以免耽误治疗，出现严重并发症。

 生活中如何预防食管异物？

俗话说"食不言，寝不语"，吃饭时切忌狼吞虎咽，应尽量避免看电视、说话、大笑等容易分散注意力的动作。在进食鱼、鸡骨、鸭骨、牛蛙骨、排骨、枣等比较容易成为食管异物的食物时，尤应特别注意。喝汤时，应注意细骨渣、小鱼刺等。老年人进食枣和杏时，应在吃之前就将枣核及杏核剥离，尤其应该注意假牙脱落。戴假牙的老年人口腔感觉相对迟钝，更容易误咽异物。儿童误服类似纽扣、硬币、小玩具、电池等物品的情况经常发生，请教育好小朋友不要将这些物品放在口中玩耍。

编后语　本故事中的老奶奶，经过艰难治疗后情况好转，拔除了营养管，体温也降至正常。老奶奶出院前握着高主任的手表达感谢，高主任笑着说："这都是我们应该做的，以后吃饭可一定要细嚼慢咽！"

专家小·贴士

消化道异物是指误吞入上消化道的各种物体以及因消化道病变而不能正常通过的食物团。上消化道内的任何异物,尤其是大而锐利、不规则、有毒、自然排出困难的异物,都应积极通过内镜取出。经内镜取上消化道异物方法简单、痛苦小、安全性高、费用低,是上消化道异物治疗的首选方法。

饭后反酸、烧心、胸骨后灼痛?
警惕反流性食管炎!

寇滦

山东济宁的王大妈今年 65 岁了,平素身体健康,与孩子们相处融洽,其乐融融,生活过得忙碌而又幸福。但近一个月,突然的身体不适却让王大妈烦恼不已,这是怎么回事呢?原来,王大妈以前就有反酸烧心的症状,大多是在吃了甜食或不易消化的食物时才出现,很少发作;但近一个月,反酸烧心的症状越来越重,王大妈吃完饭就觉得烧心,还有咽喉部异物感,尤其是平躺后症状更重,严重影响了她的生活。

起初,王大妈想着忍忍就过去了,但症状不仅不见好转,反而加重了,王大妈不得已才跟孩子说了这一情况,孩子们赶紧带着王大妈来到山东省妇幼保健院消化内镜中心。高峰玉主任在询问患者病史,为其仔细查体后考虑是反流性食管炎,给王大妈做了胃镜检查。不出所料,王大妈食管下段有好几条纵向黏膜糜烂,反流性食管炎诊断明确。高主任为其开了治疗药物,用药后王大妈症状明显好转。

其实,在日常生活中,很多人都会感觉到吃完饭后烧心、反酸水,或出现咽喉部不适,甚至咳喘等症状。这可能是胃食管反流病,严重时则是反流性食管炎。

什么是反流性食管炎？

反流性食管炎是由胃、十二指肠内容物反流入食管引起的食管炎症性病变，内镜下表现为食管黏膜破损，即食管糜烂和（或）食管溃疡。反流性食管炎可发生于任何年龄的人群，成人发病率随年龄增长而升高。中老年人，肥胖、吸烟、饮酒及精神压力大者是反流性食管炎的高发人群。

 有哪些引起反流性食管炎的原因呢？

抗反流屏障破坏、食管酸廓清功能障碍、食管黏膜抗反流屏障功能损害、胃排空异常、胃十二指肠反流、食管裂孔疝、剧烈呕吐等。

 反流性食管炎有什么症状？

反流性食管炎的典型症状包括反酸、烧心、胸骨后疼痛。反酸指胃内容物反流到咽部或口腔，口腔感觉到酸性物质。反酸症状多发生于饱餐后，夜间反流严重影响患者睡眠。烧心是指胸骨后向颈部放射的烧灼感。但也有患者不表现上述典型症状，只表现为上腹部不适；也有很大一部分患者表现为咽喉部不适，甚至声音嘶哑。但患者的症状与反流性食管炎的严重程度并不成正相关。存在以上症状的人群需行胃镜检查以明确是否存在反流性食管炎。

 如何判断反流性食管炎及其严重程度呢？

诊断反流性食管炎的"金标准"是消化内镜检查，根据内镜下食管黏膜损伤的程度，将反流性食管炎分为 A、B、C、D 四级。A 级食管炎是指食管黏膜的损伤局限于黏膜皱襞，未融合，且糜烂的长度小于 5 毫米；B 级食管炎的糜烂长度大于 5 毫米；C 级食管炎食管损伤有融合，但不超过食管环周 75％；D 级食管炎指食管环周黏膜损伤。

 如何治疗反流性食管炎？

一旦发现反流性食管炎，应改善不好的生活习惯，如戒烟、戒酒、减肥、增加体育锻炼，腰带不宜扎得过紧，不宜过度弯腰；保持低脂、低糖饮食，饮食不宜过饱，避免餐后立即平卧，睡觉时抬高床头。在以上生活方式改变的基础上，患者还需要在医生的指导下应用抑制胃酸分泌及促进胃动力的药物。而有些在正规内科用药的基础上仍不能改善者，则要根据情况行内镜下治疗甚至外科手术治疗。

反流性食管炎有哪些并发症?

反流性食管炎的并发症相对少见,但如果不及时诊治,也存在严重的并发症,如上消化道出血、食管狭窄、巴雷特食管等。其中,巴雷特食管有癌变倾向,每年癌变率约0.5%,也是胃食管反流病最难治的一种类型。

 您了解特殊人群反流性食管炎吗?

此处所说的特殊人群指孕妇、婴幼儿及儿童,他们也会发生反流性食管炎,应引起高度重视。

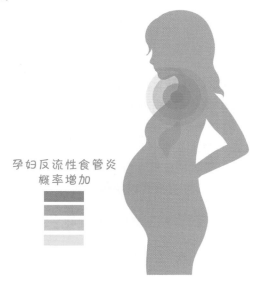

孕妇反流性食管炎
概率增加

1.孕期反流性食管炎

(1)与普通人相比,孕妇更容易出现反流性食管炎,其原因包括:①肥胖、高脂饮食、频繁呕吐。②不断增大的妊娠子宫和腹内压可通过对胃的直接压迫诱发反流。③孕期雌激素使胃肠道平滑肌松弛,胃肠蠕动减慢延缓了胃排空,食道下段括约肌的紧张度降低,胃内容物反流至食管下方,进一步加剧症状的发生。④胃排空时间延长,食物滞留肠道的时间延长,在细菌作用下腐败与发酵,产生大量气体,使孕妇产生饱胀感。⑤孕期的活动量通常会较孕前减少,胃肠道蠕动减弱,再加上孕期摄入过多高蛋白、高脂肪食物,蔬菜和水果摄入量相对减少,粪便容易滞留在肠道内,引起便秘而使腹胀感更严重,胃食管反流的概率随之增大。

（2）诊断：孕期反流性食管炎诊断主要依靠症状和既往病史。症状主要表现为反流和烧心，其他常见的症状有恶心、呕吐、厌食、上腹痛、刺激性干咳、咽痛等。关于检查手段，上消化道钡餐检查为禁忌，食管测压等侵袭性操作尽管可以保证安全性，仍应尽量避免。胃镜检查仅在症状持续恶化且药物干预后无缓解或伴有消化道出血等严重并发症时考虑。

（3）治疗：孕期胃食管反流病的治疗应遵循递升方式。首先，应选择保守治疗措施，如生活方式改变、饮食调整及应用非全身作用的药物等。这些调整的具体内容包括：睡前 3 小时避免进食，抬高床头 10～15 厘米，左侧卧位，忌烟酒，避免高脂食物、巧克力、碳酸饮料等。当调整生活方式不能奏效时，只能服用药物缓解症状。孕妇用药需要消化科和妇产科医师共同权衡选择，不可自行服用。

（4）应该如何预防孕期反流性食管炎？

1）多吃新鲜蔬菜、水果及含丰富纤维素的食品；少吃易产气的食物（如豆类、蛋类）、油炸食品、酸甜辛辣刺激的食物等。

2）少量多餐：每次吃饭时不要吃太饱，每天吃 6～8 餐。

3）细嚼慢咽：吃东西时要细嚼慢咽，进食时不要说话，避免用吸管吸吮饮料，不要经常含着酸梅或咀嚼口香糖等。

4）每天适当运动：适当增加每天的活动量，饭后散步是最佳活动方式。

5）多喝温开水：每天至少要喝1500 毫升水，每天早上起床后先喝一大杯温开水，可加蜂蜜，以促进排便，避免喝冰水、汽水、咖啡、茶等。

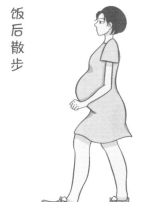
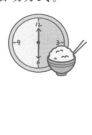

饭后散步

6）适度按摩：当腹胀难受时，可采用简单的按摩方法舒缓。温热手掌后，按顺时针方向从右上腹开始按摩腹部 10～20 圈，每天可进行2～3 次。按摩时力度不能过大，应避开腹部中央的子宫位置。进食后也不适宜立刻按摩。

2.婴幼儿及儿童

婴幼儿、儿童惧怕胃镜检查，儿科医生对胃镜检查的接受度低。当婴幼儿及儿童出现胃食管反流症状时，单凭临床表现进行经验治疗，会导致很多患儿无法确诊，使得很多患儿不能得到及时诊断与规范精准治疗，引起严重后果。

因此,当临床怀疑食管反流时,若无胃镜检查禁忌证,建议行胃镜检查。

专家小·贴士

当您也有以上症状且生活受到严重影响时,应及时于消化内科就诊治疗。

"鸡骨"有风险,吃鸡需谨慎

王晓丽 贾莉

2019年2月12日20:00,山东省妇幼保健院消化内镜中心依然灯火通明,团队的每一位医护人员都还在紧张地忙着内镜检查和手术,甚至没顾得上吃晚饭。因为他们知道,再晚也不能让患者一天的等待落空,再晚也要将来就诊患者的手术做完。今天的时钟仿佛也行走得格外卖力,不知不觉中已经到了20:30,最后一位患者的治疗终于结束了,大家这时才有筋疲力尽的感觉。

正当大家准备结束工作时,电话铃声突然响起,电话那头传来焦急的声音:"大夫,我家属不小心吞了鸡骨头,现在胸疼得非常厉害,能来你们这取出来吗?""鸡骨头?"在场的医护人员听了都愣了一下,因为他们知道这种异物不及时取出的后果。就在昨天,医护人员刚为一名60多岁的老人取出了食管入口处的一块"鸡骨头"。骨头卡在食道上端,已经刺穿食道壁,局部大量化脓,就因为未能及时治疗,耽误了三天,差点要了命,目前还在输液观察。

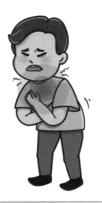

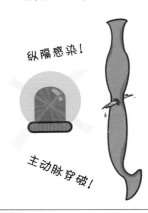

纵隔感染!

主动脉穿破!

类似的案例,甚至因异物引起死亡的情况国内屡有报道,虽然高峰玉主任已经非常疲惫,但考虑到患者的安危,他还是毫不犹豫地说:"来吧! 我们能取!"

在大家的焦急等待中,患者来到了消化内镜中心,详细询问才知道这位男性患者名叫钟明(化名),34 岁,昨天吃饭时不小心将一块鸡骨头吞下,当时患者也未在意,错误认为一块鸡骨头没有什么大不了的,谁知到了晚上便出现了咽痛、胸痛等症状,苦苦忍耐到了今天上午,实在忍受不了,到当地医院做胃镜发现一块骨头样异物嵌顿在距门齿 27 厘米的地方,已经穿入食管两侧壁内,当地医院不敢给他取,让他来省级医院就诊。家属急匆匆从德州赶往济南,谁知在济南奔走了几家省级大医院,拍了胸部 CT,但是都不能当日治疗。后来家属通过各种渠道打听到省妇幼内镜中心,抱着试试看的态度打来电话,没想到"敲门"成功。

自建科以来,山东省妇幼保健院内镜中心已经为上百例患者取过异物,小到几个月大的婴幼儿,大到耄耋之年的老人,但当团队看到钟明的胃镜报告及胸部 CT 后,整个团队都怔住了,因为这块"鸡骨头"的位置不好,这场手术将是一场凶险的硬仗。食管分为三个生理狭窄:第一个狭窄位于环状软骨下缘,即第 6 颈椎下缘平面,距门齿 15 厘米;第二个狭窄位于左主支气管及主动脉弓处,即第 4～5 胸椎之间,距门齿约 25 厘米;第三个狭窄位于横膈膜肌的食管裂孔处,距门齿 35～40 厘米。食管的这三个狭窄是异物滞留的好发部位。

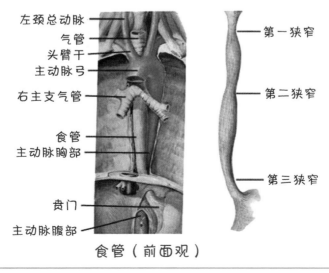

左颈总动脉
气管
头臂干
主动脉弓
右主支气管
食管
主动脉胸部
贲门
主动脉腹部

第一狭窄
第二狭窄
第三狭窄

食管(前面观)

这位青年的鸡骨头正好在第二生理狭窄的附近，而且已穿透食道，贴着主动脉。由于患者对增强造影剂过敏，只能进行胸部平扫 CT，大家反复观看他的 CT 片，每个人的心都紧张起来：太危险！异物有丝毫的移动都有可能穿破主动脉，患者随时有生命危险。

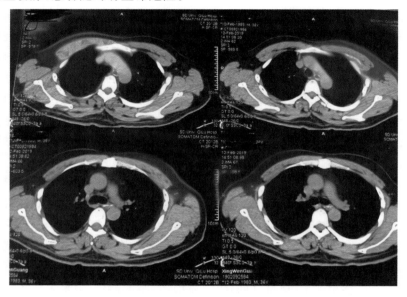

"时间就是生命"，因为这块鸡骨有可能会自发移动，穿破血管，引起患者死亡，而且等待时间越久，患者面临纵隔感染的风险就越高。拯救生命不是光靠一腔热血，还需要理智的判断与过硬的内镜基本功，高峰玉主任立刻组织团队再次仔细研究患者的每一帧 CT 图片，听取相关科室及麻醉团队的意见，制订了周全的治疗方案。这时，团队有位医生突然说了句："这次治疗风险这么高，我们一定要做吗？"听到这话，团队一片沉默，大家都知道如果这次治疗失败，对一位医生意味着什么，无休止的纠纷可能接踵而至。但是，高峰玉主任坚定地说道："如果因为存在风险我们就放弃，那我们学医的价值就没有了，只要患者及家属同意，我们就一定尽全力医治。"再看患者家属这边，当得知这块鸡骨头的风险后，他年轻的妻子已经六神无主，站都站不住了。是啊，30 多岁，正值壮年，在家里承担着多少责任？如果他倒了，这个家庭将面临什么？高峰玉主任一边向家属理智地讲明风险，一边安抚崩溃的家属，让她看到一丝希望。最后，在征得所有家属同意后，即刻行动，在麻醉科室的支持麻醉下，高主任操作着胃镜，在食管 27 厘米处看到了这块让人提心吊胆的

"鸡骨头"。这时,团队一片静默,每个人都不敢说话,手心都捏着一把汗,生怕发出声音会影响高主任。如果这个时候动脉大出血,患者很快就会死亡,没有一丝抢救的机会。只见主任沉稳地探入异物钳,稳稳地夹住骨头,慢慢地先把骨头一头从食管壁分离出来,接着另一头也被从食管壁拖出来,患者血压平稳,诊室里一片轻松,手术成功了!

这个小伙子是不幸的,但是他又是幸运的。

不幸的是他的一次失误,造成这次的虚惊一场;幸运的是他及时选择了正确的处理方式,解决了问题,避免了更大祸事的发生,拯救了自己,挽救了一个家庭!

 ## 什么叫食管异物?

患者多因饮食不慎,误吞异物,如枣核、鱼刺、各类骨头、假牙、硬币等,异物暂时滞留或嵌顿于食管。

 ## 异物通常卡在哪里?

食管异物通常卡在食管的三个生理狭窄处:

(1)第一狭窄处:距门齿约 15 厘米,食管入口处,比较多见。

(2)第二狭窄处:距门齿约 25 厘米,此处发生食管异物最凶险。此处有人体最重要的动脉——主动脉弓,如异物较硬刺破血管,可引起生命危险,异物发生率最高。

(3)第三狭窄处:距门齿约 40 厘米,此处发生率比较低,一般能通过第一、第二狭窄之后就能通过第三狭窄到达胃里。

 ## 发生食管异物怎么办?

尽快到正规医院就诊!切忌吃馒头、饭团、韭菜或喝醋等,这样会损伤食管,甚至诱发穿孔、大出血等,危及生命。如果异物在食道停留过久,还会导致食管黏膜糜烂、化脓,进而导致食管穿孔、脓胸、纵隔感染等严重并发症。

异物取出后的三天内,行流质或半流质饮食,如粥、鸡蛋羹、烂面条等,不可吃过硬、粗糙、刺激或太烫的食物,应让受伤的食管有一定的恢复时间。

 如何预防食管异物?

很简单,首先应养成细嚼慢咽的好习惯,其次不能一边说话一边吃饭。

老人和孩子在吃枣、鱼、肉等食物时,尽量剔除其中的核、刺、骨头等不能嚼碎的东西。带活动性假牙的老人,睡前应将假牙摘下来,避免在睡眠中将假牙误吞下去。

专家小·贴士

　　总之,大家进食时务必小心骨头、鱼刺、枣核之类的食物,细嚼慢咽,一旦发生误服异物的情况,应及时至医院专业科室就诊,以免错过最佳治疗时期。切勿在不明确病情的情况下自行采取吞食物等不科学的方法,给自己造成二次损伤。

第二章

Stomach
胃

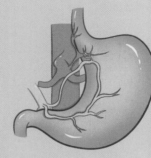

胃

80 岁老人反复恶心呕吐，医生用一根"吸管"救命！

杜中华　周吉海

天热了,订一杯冷饮喝吧！饿了,订一份外卖,加一杯奶茶吧！插上长长的吸管,吹着凉凉的空调,惬意又解乏。小小一根吸管,不论是近期推出的纸质吸管还是传统的塑料吸管,都给我们的生活提供了很大的便捷。那么,您听说过医院里治病用的"吸管"吗？您可能会说:"我见过,不就是胃管吗,有一次生病住院我都插过,可难受了……"

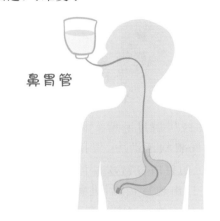

鼻胃管

但今天向大家介绍的,可不是普通的胃管,而是既能"打营养",又能"吸残留"的加长版鼻-空肠营养管。

80 岁老人,反复恶心呕吐,急坏家里人

山东济南的王奶奶今年 80 多岁,患有糖尿病、高血压、冠心病等慢性疾病,在药物控制下,身体还算硬朗。过年期间,孩子们都回来了,齐聚一堂,家庭聚餐肯定少不了,一不小心大鱼大肉就吃多了。这不,王奶奶莫名其妙地出现了腹痛、呕吐,甚至喝水也吐,去了几家医院,胃镜都做了,只说"胃潴留",也没查出什么大毛病,但恶心、呕吐持续存在,连续一周都没有改善,整个人都虚脱了。那么大年龄了,经不起疾病的折磨,该怎么办呢？

罪魁祸首可能是糖尿病

经人介绍，患者辗转来到山东省妇幼保健院消化内科，高峰玉主任通过胃肠道检查和强化 CT、腹部 B 超等辅助检查，排除了器质性病变的可能；抽血化验排除糖尿病酮症酸中毒；结合患者胃潴留、糖尿病的病史，初步考虑糖尿病胃轻瘫。

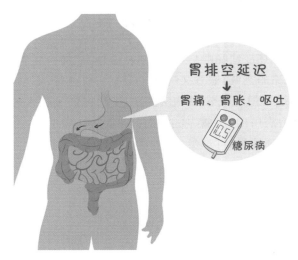

糖尿病胃轻瘫又称糖尿病胃麻痹。长期高血糖会导致自主神经功能紊乱，自主神经支配的肠胃缺乏动力，胃排空延迟。正常的胃排空为进餐后半小时排出 50% 以上的胃内容物，2 小时排出约 80% 的胃内容物，3 小时基本排空胃内容物。一旦出现胃轻瘫，进餐后 1 小时和 3 小时只能排出约 40% 和 60%～70% 的胃内容物。这常常会引起胃胀感。除此之外，严重时还可能出现餐后呕吐、腹胀、腹痛、反酸、嗳气、打嗝、食欲不佳、吃一点就饱等；其中，呕吐是胃轻瘫的主要表现。如果糖尿病患者最近频繁呕吐，需警惕胃轻瘫。

高峰玉主任权衡利弊，充分与患者及家属沟通后，为王奶奶置入了改良版的鼻-空肠营养管。之所以称之为改良版，是因为传统的鼻-空肠营养管只有一个腔，可以通过管道向空肠注入营养物质，达到增加营养的目的。而改良版鼻-空肠营养管结合了胃管吸引和鼻肠管营养两方面的优势，设有两个腔和接口，一个前端位于胃腔，负责吸引潴留物，一个前端位于小肠，负责注入营养物质，互不干扰。

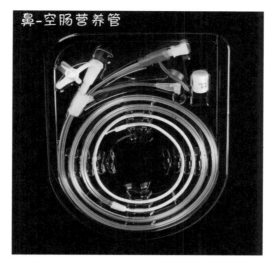

鼻-空肠营养管

术后,配合针灸和药物治疗,王奶奶症状明显改善并很快拔管,痊愈出院了。出院后,王奶奶逢人就夸是这根"吸管"救了自己一命……

 何为胃轻瘫?

胃轻瘫是指以胃排空延缓为特征的临床症状群,主要表现早饱,餐后上腹饱胀、恶心,发作性干呕、呕吐,体重减轻等,又称胃麻痹、胃无力等。

胃轻瘫发病原因还不完全清楚,一般认为与神经的损伤、精神状态、营养失调、水电解质失衡、术后吻合口水肿、变态反应有不同程度的关系。

 胃轻瘫有什么症状?

(1)恶心和呕吐,进食后加重,以未消化的食物为主。

(2)胃灼热,总觉得烧心。

(3)早饱,少量进食就感觉很饱。

(4)腹胀,食欲不振,体重下降。

(5)血糖水平波动较大。

(6)胃食管反流,反酸。

(7)胃痉挛。

(8)便秘。

胃轻瘫可以分为哪几类?

(1)糖尿病性胃轻瘫:糖尿病患者常存在整个胃肠道运动异常。糖尿病性自主神经病变的患病率为20%～70%。自主神经功能障碍多累及消化道,导致胃排空延迟。糖尿病性微血管病变造成局部供血不足,可导致胃平滑肌细胞变性,从而减弱胃平滑肌正常的舒缩功能。糖尿病患者血浆胃肠道激素发生变化,导致其胃排空功能改变。

(2)手术后胃轻瘫:胃手术后常伴胃轻瘫。迷走神经切断术后胃排空延迟发生率为5%～10%,迷走神经切断加幽门成形术后,28%～40%的胃固体排空迟缓。迷走神经干切断术使胃底舒张功能、胃窦收缩及协调的幽门舒张功能均降低,导致胃液排空加快,固体排空延迟。

(3)神经性厌食:约80%的神经性厌食患者有胃固体排空延迟,但液体排空正常。胃排空延迟伴有胃窦运动节律紊乱,胃底张力低下,餐后血浆去甲肾上腺素和神经降压素浓度降低,自主神经功能损害。但是,与神经性厌食患者有同等程度体重减轻而无精神症状者并无显著排空延迟。

另外,还有累及胃平滑肌的疾病、胃食管反流病、伴癌综合征、缺血性胃轻瘫、特发性胃轻瘫。

 糖尿病患者如何预防胃轻瘫?

预防胜于治疗,在生活中,糖尿病患者应该做好以下几点,以预防胃轻瘫的发生。

(1)血糖控制是基础:空腹血糖应控制在4.4～6.1毫摩尔/升,糖化血红蛋白小于6.5%。

(2)饮食治疗是关键:少食多餐,每日三餐更改为每日5～6餐,在两餐之间添加小零食或坚果,以防由饥饿引起胃部疼痛,造成血糖波动;避免高脂肪饮食;合理调整好饮食结构,低膳食纤维饮食;避免夜间吃零食;避免咖啡、酒精、烟草和应激;避免嚼口香糖(因其可以增加空气吞入);延长就餐时间(每餐30分钟);避免行走中吃东西;饭后不要立即躺下;坐着吃掉所有的食物和饮料;饭后站立1小时。

饮食治疗法

少食多餐——每日5～6餐

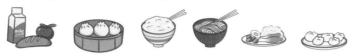

两餐之间添加坚果

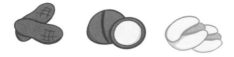

避免高脂肪饮食、咖啡、酒精、香烟

（3）腹部按摩疗法：按摩腹部可以帮助肠胃蠕动，预防胃轻瘫。排空小便，洗净双手，取仰卧位，屈双膝、全身放松，左手按在腹部，右手叠放在左手上，按顺时针方向按揉多次。

（4）保持愉悦的心情：情志对胃的影响很大，生气吵架或是剧烈的情绪波动会加重病情，糖尿病患者如果平时胃病不是很严重，但是一动气或情绪失控时出现胃脘胀满、胁肋疼痛、胸闷嗳气、喜欢叹气、大便不畅，嗳气或矢气后疼痛会缓解，遇烦恼抑郁会痛得很厉害。这样的情况会引发胃轻瘫症状，同时也会引起血糖波动，保持心情愉悦可有效预防胃轻瘫发作。

（5）运动疗法：适量运动有助于刺激腹部肌肉，促进胃排空；运动不仅能让肌肉大量消耗葡萄糖，控制血糖，还有助于使患者释放压力，保持轻松乐观的心态。

（6）注意保暖，不要着凉：天气转凉时是胃肠道疾病的高发期，进食生冷食物也会引起胃部不适。因为低温刺激会引起毛细血管收缩，影响胃酸分泌和胃部血液循环，从而引发急性胃痉挛等胃肠道疾病。

专家小·贴士

　　恶心呕吐的原因有很多，由于胃轻瘫的症状与胃肠道疾病的症状几乎相似，很多糖尿病患者在出现这些症状时，常常会误以为只是胃肠道存在问题，按照胃肠道问题服药。殊不知越治疗越严重，经过一段时间后才发现病情并没有得到缓解，情况变得更加糟糕。

　　虽然预防胜于治疗，但当疾病发生后，预防手段不能有效缓解病情时，一定要及时就医明确诊断，切莫自行处置，以免耽误治疗。

揭秘"菌圈顶流"——幽门螺杆菌感染的那些事

郝娇荣　贾莉　孙洋馨

　　一天，山东省妇幼保健院消化内科门诊来了这样一位神情紧张的患者："主任您快给看看，我们一家五口人，有四个人都查出幽门螺杆菌，我们几个大人平时倒都没觉得有什么症状，但是我家孩子今年才9岁，也感染了这个菌，这种情况是不是很严重？这可怎么办呀？"

　　主任微笑着让患者先坐下，并接过患者手里的化验报告单，开始询问病史……

　　原来呀，这位患者名叫小王，是一家企业的正式员工，在今年单位组织的体检中查出幽门螺杆菌感染，他觉得自己平时没有不舒服的症状，就没当回事。直到最近他听说一个同事去咨询医生，医生给开了杀菌治疗药物，并让这位同事的家人也进行了幽门螺杆菌检测。听同事说，这个菌能在家人之间相互传染，小王这才明白这个事儿可能没有自己想象的那么简单，于是他也动员自己的妻子、父母和儿子一块到消化内科门诊做呼气试验，结果吓了他一跳，一家五口人里，除了妻子检测结果是阴性，其他人都查出幽门螺杆菌感染。尤其是儿子才9岁，他心里不禁犯起了嘀咕：孩子还这么小，幽门螺杆菌对他生长发育影响大不大？孩子平时肚子疼是不是与这个菌感染有关系？该怎么办啊！于是这天他才来到消化内科主任的门诊，希望寻求专业的帮助。

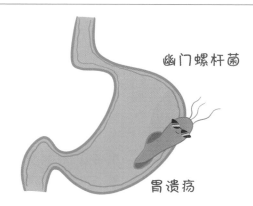

幽门螺杆菌

胃溃疡

　　高主任向小王解释说："幽门螺杆菌是一种常见的胃内细菌,它可以在胃黏膜上寄生并引起感染。虽然许多感染者没有症状,但有些人可能会出现胃痛、消化不良和胃溃疡等症状。"

　　高主任微笑着继续说："幽门螺杆菌感染可以通过药物治疗来根除。常用的治疗方案包括联合使用抗生素和质子泵抑制剂,治疗通常需要持续两周,具体的方案会根据个体情况而定。"

　　小王感激地说："谢谢主任,我明白了。我会尽快带着全家去接受治疗,并改变生活习惯,保护胃肠道的健康。"

　　小王一家离开了消化内科门诊,他们对于幽门螺杆菌的认识更加清晰了。他们决定积极配合医生的治疗方案,并且在日常生活中注意饮食和生活方式的改善,以保护自己的胃肠道健康。

　　其实,小王这种情况很普遍,随着人们对胃肠道健康的关注度不断增高,越来越多的人接触到了"幽门螺杆菌"这个名词,人们对它的讨论度也越来越高。近年来,幽门螺杆菌更是成了"细菌圈里的顶级流量明星",但相当一部分人对于幽门螺杆菌还缺乏足够多和相对专业的认识。

 幽门螺杆菌对人体有哪些危害?

　　幽门螺杆菌最早是在 20 世纪 80 年代由澳大利亚的消化科医生从胃组织内分离培养出来的,是一种带鞭毛、末端钝圆、螺旋形弯曲的细菌,常排列成"S"形或海鸥状,是革兰氏阴性微需氧杆菌,寄生在人胃黏膜上,在人群中的感染非常普遍。最初发现该菌的两名医生还因此获得了诺贝尔生理学或医学奖。

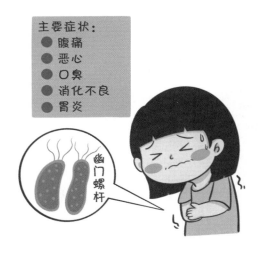

主要症状：
● 腹痛
● 恶心
● 口臭
● 消化不良
● 胃炎

幽门螺杆

幽门螺杆菌是不怕胃内强酸的细菌，生存能力极强，幽门螺杆菌感染是一种感染性疾病，可导致上腹疼痛、腹胀、口臭、口干口苦、恶心呕吐等症状，与胃炎、十二指肠溃疡、胃溃疡、消化不良、胃癌和胃黏膜相关 B 细胞淋巴瘤等消化道疾病的发生密切相关，是胃癌的明确致癌因素。根除幽门螺杆菌可以有效减轻胃内炎症，促进消化性溃疡的愈合并降低其发病率，降低胃癌的发生风险。

 为什么会感染幽门螺杆菌？

我国是幽门螺杆菌感染率较高的国家之一，人群幽门螺杆菌感染率约50%，幽门螺杆菌感染也是最常见的细菌感染之一。

（1）传染源：幽门螺杆菌的传染源主要是人。

（2）传播途径："病从口入"，主要通过唾液传播，口-口（共餐、接吻、喂食小孩嚼过的食物等）、胃-口（呕吐物、胃内容物反流到口腔）、粪-口（粪便中存活的细菌污染食物或水源）传播，在家庭内部成员之间的相互传播非常常见（即有家庭聚集性）。若家庭中有一个成员查出幽门螺杆菌，建议其他成员也进行检测，及早就医。

（3）易感人群：儿童和成人均普遍易感。

幽门螺杆菌感染主要发生在儿童期，感染来源主要是家庭成员，但并不局限于家庭成员，一般感染后难以自行清除，如不治疗，将终生感染。

 如何检测是否感染了幽门螺杆菌？

临床上常用的检测方法主要有碳 13 和碳 14 呼气试验，该检测方法无创、灵敏、简便，可反映全胃内感染情况，该检测方法是诊断现症感染和确认细菌是否根除的首选。其中，碳 13 呼气试验无放射性危害，孕妇、哺乳期妇女及儿童也可进行检测；只需吹两口气即可完成样本的采集。

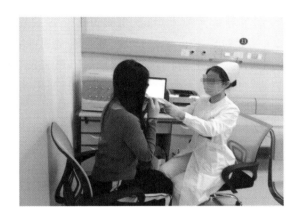

 如何治疗幽门螺杆菌感染?

鉴于幽门螺杆菌的危害性,即使没有症状,除非有明确的根除禁忌,感染者也应接受根除治疗。根据国内外专家制订的治疗指南,目前我国对于幽门螺杆菌的治疗方案通常为含铋剂的标准四联方案,疗程为 14 天。另外,高剂量双联方案也可用于根除幽门螺杆菌治疗。

(1)标准四联疗法:一种质子泵抑制剂或一种钾离子竞争性酸阻滞剂＋一种铋剂＋两种抗生素。如何选取药物需咨询专业医师,如果没有相关禁忌,医生一般会根据个体情况进行组合,选择根除率相对最高的方案。

1)质子泵抑制剂:抑制胃酸,为抗生素发挥杀菌作用创造酸度低的胃内环境。

2)铋剂:可增加对幽门螺杆菌耐药菌株的根除作用。

3)抗生素:目前,有证据支持的用于幽门螺杆菌治疗的抗生素有阿莫西林、克拉霉素、左氧氟沙星、甲硝唑、呋喃唑酮、四环素。

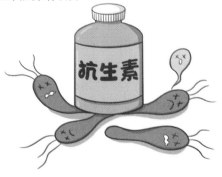

(2)如何吃药:科学、规范用药对成功根除幽门螺杆菌至关重要,要是吃错了可能药就白吃了,不妨试着记一下下面的小规律。

1)疗程:14 天,坚持连续服药 14 天,中间不要间断或漏服。

2)次数:四种药都是一天服用两次,其中质子泵抑制剂和铋剂都是餐前半小时(护胃药一般是餐前)服用,两种抗生素都是餐后服用(减少对胃刺激)。有些抗生素可能需要一天服用多次,医生会说明。

3)剂量:严格按照医师处方。

4）不良反应：铋剂可导致大便发黑；抗生素可能会导致胃不舒服，如恶心、呕吐、腹胀及便秘等，如克拉霉素可导致口苦、口腔有金属味，呋喃唑酮可导致小便发黄等。服药期间出现以上情况是正常的，如果患者能耐受，可以不用停药，无法耐受者可以进一步咨询医生。另外，服药期间如果出现皮疹等过敏反应，需暂停服药并进一步咨询医生。

5）注意事项：服药期间禁烟酒；与家庭成员分餐，建议家人也进行检查并同时治疗（14 岁以下家庭成员除外）；服药结束后停药 1 个月复查碳 13 呼气试验，停药 1 个月期间不服用质子泵抑制剂、铋剂、抗生素类等药物，以免复查时出现假阴性结果。

值得注意的是，即使应用标准的四联疗法，也并不能做到 100％除菌成功，目前根除成功率在 80％～90％。抗生素耐药、服药剂量及药疗程不够、服药时间不科学、服药期间未禁烟酒等都会对除菌效果产生负面影响。如果复查后显示根除失败，需在医师指导下再次治疗，但一般不宜立即进行，应间隔 3 个月或 6 个月以上，使细菌恢复对抗菌药的敏感性后再进行。另外，首次根除幽门螺杆菌和多次根除失败的患者如果有条件也可进行耐药基因检测，根据检测结果选取敏感抗菌药。

 儿童是否需要检测和治疗幽门螺杆菌感染？

儿童作为特殊群体，其幽门螺杆菌的检测和治疗策略也有一定的特殊性。与成人相比，儿童感染幽门螺杆菌发生严重疾病的风险低，其根除治疗的不利因素较多（如儿童治疗依从性差，而细菌的耐药性逐渐升高），幽门螺杆菌感染根除后再感染率高等。

国际指南指出，儿童检测幽门螺杆菌的目的应当是确定疾病的原因，而非仅确定有无幽门螺杆菌感染。因此，不推荐儿童遵循检测—治疗策略。中国共识中，儿童幽门螺杆菌检测指征包括：消化性溃疡，黏膜相关淋巴组织淋巴瘤，慢性胃炎，一级亲属中有胃癌的患儿，不明原因或难治性缺铁性贫血，慢性免疫性血小板减少性紫癜，计划长期服用非甾体抗炎药（包括低剂量阿司匹林），有反复腹部不适、恶心、呕吐、打嗝、嗳气等消化道症状，根据情况行根除治疗。临床检查的目的是寻找潜在病因，而不是检测是否存在幽门螺杆菌感染。

 日常生活中怎样预防幽门螺杆菌的传播？

由于幽门螺杆菌的强传染性、感染的普遍性和家庭聚集性，以家庭为单位

的防控显得尤为重要。在日常生活中,我们应从以下几个方面预防感染:

(1)为防止"病从口入",我们应该养成良好的卫生习惯:饭前便后洗手,高温消毒碗筷,使用公筷,避免通过唾液传播病菌,避免喂食孩子嚼过的食物等。

(2)注意健康饮食,形成规律良好的饮食习惯,平时避免食用引起胃黏膜损伤或不干净的食物。

(3)一旦感染幽门螺杆菌,应到正规医院接受检查治疗。

(4)如果进行了根除治疗,需要注意复查。

编后语 听了主任专业的讲解,小王的表情逐渐放松,悬着的心也放下了,原来儿子的幽门螺杆菌感染暂时没有治疗的必要呀! 由于小王的爸妈都 50 多岁了,又检查出幽门螺杆菌,主任建议老两口完善胃肠镜检查。不查不知道,一查又吓一跳——小王爸爸的胃里竟然长了个肿瘤,但好在是早期阶段,可以行内镜下切除。正因为是早期阶段,所以没有特殊症状,这也算是因祸得福吧!

后来,主任给小王还有小王父母三人制订了根除幽门螺杆菌的方案,三人按时规律服药,再次复查时幽门螺杆菌都根除了,真是皆大欢喜!

不注意这些事,您可能正在把幽门螺杆菌喂给孩子

孙洋馨

2022 年 3 月的一天,省妇幼高峰玉主任门诊上来了一大家子人,最前边是一位年轻的母亲抱着一个五六岁的淘气羸弱的小男孩,旁边是一位高大的男子,手里拿着几张化验单,脸上露出焦虑的表情,后边是一对老年夫妇。男子把化验单递给高主任,讲道:"主任,您可要帮帮我啊,不查不要紧,一查发现一家人竟然都有幽门螺杆菌。您说我用不用给孩子查一查啊?"说完,她抱过孩子给高主任看:"主任,没查幽门螺杆菌之前,我就想带他来检查消化功能了,总是挑食,不爱吃饭,到了吃饭的时候,他就说肚子痛,比同龄人长得矮,体重轻。现在一查,全家人都感染了幽门螺杆菌。听说这个细菌传染啊,孩子是不是因为被感染了,才有这些症状啊?"

高主任仔细地给孩子查体,发现孩子生长发育确实比同龄人迟缓,并耐

心回答了这位焦虑父亲的问题："孩子也会感染幽门螺杆菌,但是这种病不可怕,也不难治疗。首先,家长不要恐慌,另外,幽门螺杆菌是经口传播的,容易出现家族聚集性,讲究卫生,注意分餐也很重要。"高主任的话让这家人放下心来。

高主任给这家人制订了个体化根除幽门螺杆菌的方案,经过一个疗程的治疗,这家人都成功根除了幽门螺杆菌。

 ## 幽门螺杆菌常见且易传染!

幽门螺杆菌是生存在胃及十二指肠球部的一种螺旋状微厌氧菌,被世界卫生组织列为Ⅰ类致癌因子,是导致胃病发生的最主要因素。我国幽门螺杆菌感染率超过 50%,也就是说,每两个人之中就有一个感染者。幽门螺杆菌通过口-口传播、粪-口传播,在一起生活容易传染,并且具有家族聚集性。

 ## 做哪些事会将幽门螺杆菌传染给孩子?

家里有小朋友的,应记住:儿童更容易被传染幽门螺杆菌。有研究表明,50%的幽门螺杆菌感染都发生在 5 岁之前。

(1)口腔里的唾液、牙菌斑中也存活着幽门螺杆菌,给婴幼儿咀嚼喂饭万万不可。另外,最好不要用嘴给孩子试奶瓶温度。在外的餐桌礼仪,在家里同样适用。

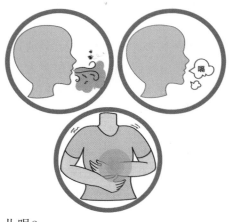

(2)孩子太可爱了,有的父母喜欢嘴对嘴亲亲,这种习惯也应改掉,这也可能将幽门螺杆菌传染给小朋友。

(3)幽门螺杆菌随粪便排出,仍具有活性。如果上完厕所没洗干净手,污染了孩子周围物品,孩子又恰巧把物品放到了嘴里,狡猾的幽门螺杆菌便会趁机进入孩子体内。

有孕妈妈担心自己感染了幽门螺杆菌,会不会通过母婴传播,传染给胎儿呢?

答案是否定的,孕妇如果感染幽门螺杆菌,幽门螺杆菌是不会通过血液传播给胎儿的。

 幽门螺杆菌阳性需要治疗吗？会复发吗？

幽门螺杆菌是致病菌，若持续存在，会导致胃炎、胃溃疡，甚至胃癌。2017年修订的根除幽门螺杆菌指南将"个人要求治疗"修改为"证实有幽门螺杆菌感染"。根除幽门螺杆菌可以减少口臭、打嗝、上腹不适等消化不良症状，能够降低胃癌发生风险，益处多多。

 哪些儿童应行幽门螺杆菌检测及根除治疗？

《中国儿童幽门螺杆菌感染诊治专家共识（2022）》建议以下类型的儿童进行幽门螺杆菌检测及根除治疗：

（1）患有消化性溃疡：70％～80％的胃溃疡和约95％的十二指肠溃疡与幽门螺杆菌感染相关，根除幽门螺杆菌可以促进消化性溃疡愈合，预防溃疡复发和消化道出血。

（2）患有胃黏膜相关淋巴组织淋巴瘤：胃黏膜相关淋巴组织淋巴瘤大多发生于中老年人，儿童少见。1995年，研究者首次报道了儿童幽门螺杆菌感染相关胃部胃黏膜相关淋巴组织淋巴瘤治疗及长期随访的研究，该患儿仅进行了幽门螺杆菌根除治疗就治愈了胃黏膜相关淋巴组织淋巴瘤，且随访7年未复发。

（3）慢性胃炎患儿：幽门螺杆菌相关性慢性胃炎是可传染的感染性疾病。根除幽门螺杆菌可以减少炎症反应，在一定程度上逆转胃黏膜萎缩进程，同时幽门螺杆菌经口传播，根除幽门螺杆菌可减少它在家庭成员中的传播。

（4）一级亲属中有胃癌：大多数幽门螺杆菌感染在儿童期发生，尤其在6～15岁。胃黏膜萎缩进展为胃癌需要一定的时间，在青少年期开始幽门螺杆菌筛查和治疗可以有效阻止癌前病变发展为胃癌。儿童根除幽门螺杆菌能否有效预防胃癌的发生，目前缺乏相应的研究。因此，有胃癌家族史的儿童是否需要幽门螺杆菌检测和根除治疗，需结合该儿童的年龄、临床表现及监护人的意愿，权衡利弊。

（5）患有不明原因或难治性缺铁性贫血：越来越多的研究证实，幽门螺杆菌感染与儿童缺铁性贫血相关，幽门螺杆菌根除治疗或同时补铁均可以纠正贫血。

（6）患有慢性免疫性血小板减少性紫癜：儿童免疫性血小板减少性紫癜为一种自限性疾病，约70％的患儿即使不治疗也能在6个月内自行缓解。因此，专家共识仅建议对慢性免疫性血小板减少性紫癜患儿进行幽门螺杆菌检测和根除治疗。

（7）计划长期服用非甾体抗炎药：长期服用非甾体抗炎药（包括低剂量阿司匹林）的患儿，若存在消化道出血高危因素，则需要幽门螺杆菌检测和根除治疗。需要注意的是，根除幽门螺杆菌并不能完全杜绝该类高危患儿消化性溃疡的发生，根除幽门螺杆菌后还需要应用抑酸药进行维持治疗。

（8）患儿有消化道症状或家长有强烈检查意愿。

 ## 幽门螺杆菌根除后会复发吗？

很多人担心，幽门螺杆菌感染治愈后还会复发吗？研究表明，每年只有不到2%的成年人治愈后会再次感染幽门螺杆菌。因此，幽门螺杆菌根除成功后，只要养成良好的生活习惯，就不用太担心感染会卷土重来。

 ## 如何跟幽门螺杆菌说拜拜？

（1）勤洗手：学七步洗手法，洗手其实不简单，只有把手心、手背和指尖缝隙都清理干净，才是真正的讲卫生。

七步洗手法

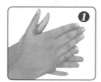

掌心搓掌心

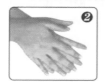

手指交错掌心搓掌心

手指交错掌心
搓手背，两手互换

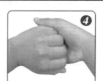

两手互握互擦指背

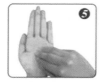

指尖摩擦掌心，
两手互换

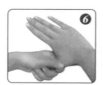

拇指在掌中转动，
两手互换

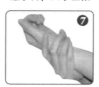

一手旋转揉搓另一手的腕部、
前臂，直至肘部；交替进行

请注意：
①每步至少来回洗五次
②尽可能使用专业的洗手液
③洗手时应稍加用力
④使用流动的活水
⑤使用一次性纸巾或已消毒的毛巾擦手

（2）拒绝不洁饮食：幽门螺杆菌不耐热，应将食物做熟后再食用，不要喝生水。

（3）消毒餐具：聚餐时使用公筷，在家定期用沸水消毒餐具，最好使用不锈钢筷子，使幽门螺杆菌无处可藏。

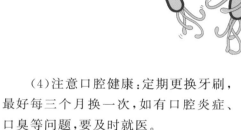

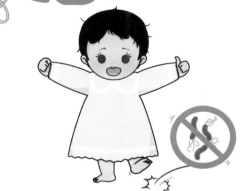

（4）注意口腔健康：定期更换牙刷，最好每三个月换一次，如有口腔炎症、口臭等问题，要及时就医。

（5）正规门诊治疗：幽门螺杆菌治疗要规范，选择药物、服药时间及复查非常重要，应在消化科医师的指导下进行。

编后语　来诊的小男孩确实存在幽门螺杆菌感染，并伴有慢性胃炎，可行幽门螺杆菌根除治疗。高峰玉主任给患儿制订了个体化根除方案，患儿服药依从性好。后期随访，患儿幽门螺杆菌根除成功，吃饭香了，身高、体重也增加了。

 专家小·贴士

在门诊上，经常有家长拿着幽门螺杆菌阳性的报告单，担心地问医生："这个会传染给孩子吗？还能亲孩子、给孩子喂饭吗？"问题的答案很明确：可能传染，不能亲嘴，不能嘴对嘴喂饭！

怀孕遇上胃肠炎该怎么办？

刘柱　王晓丽

在美丽的春日,阳光明媚,微风拂过,小雨(化名)怀着喜悦和期待,迎来了她人生中最美好的时刻——怀孕。她悉心呵护着自己的宝宝,每一天都充满了期待和幸福。

一转眼,小雨已经怀孕3个月了,济南的春天是短暂的,一转眼便进入了炎热的夏季。小雨非常注重自己和宝宝的健康,她在怀孕期间格外小心饮食,尽量避免食用不洁食物和刺激性食物。

六月的一天晚上,是个周五,一家人开开心心家庭聚餐,点了小雨最爱吃的烤鱼。吃完后回到家里,小雨突然感到腹部剧烈疼痛,随之而来的是呕吐和腹泻。她心急如焚,不知所措。小雨的丈夫立即带她去了医院,医生仔细询问了小雨的症状,经过检查后,得出了一个令人意外的诊断——急性胃肠炎。

小雨非常担心,询问医生:"我的宝宝会受到影响吗?"医生温柔地安慰她说:"你和宝宝都会没事的,我们会尽一切努力来帮助你。"医生开了药物治疗,并嘱咐小雨多休息,保持充足的水分和营养。

小雨接受了治疗并严格遵循医生的建议。经过一段时间的调养,她的症状逐渐好转,宝宝也平安无事地成长着。

经过这次就诊,小雨深刻意识到了饮食卫生的重要性,她决定更加注意自己的饮食习惯,以保护自己和宝宝的健康。她也意识到了及时就医的重要性。因为只有在专业医院接受治疗,才能得到正确的诊断和有效的治疗。

 ### 什么是急性胃肠炎?

急性胃肠炎就是胃肠道黏膜的急性炎症,患者主要表现为恶心、呕吐、腹痛、腹泻、发热等,本病常见于夏秋季。

 ### 引发急性胃肠炎的原因都有哪些?

(1)物理原因:过冷、过热、粗糙或刺激性食物的摄入可导致胃黏膜受损。

（2）微生物感染：不洁或变质食物可能含有沙门氏菌、金黄色葡萄球菌等细菌毒素，或受感染于流感病毒、肠道病毒等病毒，可能引发急性胃肠炎。

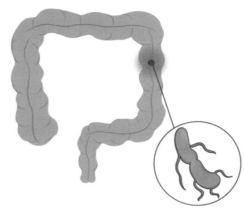

微生物细菌感染

（3）化学因素：某些药物如阿司匹林、激素、抗生素等，以及烈酒、浓茶、咖啡、香料等刺激物会对胃肠道黏膜造成损伤，引起胃肠道黏膜糜烂和点状出血。

（4）精神、神经因素、应激状态以及过敏反应均可能引起胃肠道黏膜急性损伤。

 孕期急性胃肠炎怎么办？

孕妈妈如果确诊胃肠炎，不要有太大的精神压力，应做好以下三点：

（1）祛除病因，卧床休息，停止一切对胃肠道有刺激的饮食；酌情短期禁食，之后进易消化的清淡、流质饮食。

（2）若腹泻造成水分、电解质大量流失，患者感到头晕、虚弱时，应及时补充水分。因此，首先应补充水及电解质溶液。孕妇可以口服水、果汁来补充液体，喝水是为了补足失去的液体，果汁有助于保持钾离子平衡。避免进食脂肪、乳糖含量高的食物，选择清淡和低纤维的食物。口服补液盐也是很有效的补液方法，主要是补充水分、糖分和盐分。不要饮用含糖多的饮料，以免产酸过多，加重腹痛。如果患者因恶心呕吐无法口服液体，需要静脉输液，补液应包含葡萄糖和电解质。

（3）当孕妇出现以下任何症状时，需要立即引起重视：严重的胃痛或腹痛，大便出现黏液或带血，严重的头疼，严重的呕吐，发热，尿量减少，心跳加快，体重减轻，持续腹泻，营养不良。此时应及时到专业医院就诊，明确诊断和病因，及时对症治疗，避免延误诊疗时机，造成孕妇及胎儿损伤。

孕妈妈如何预防胃肠炎发生？

（1）避免食用未清洁的瓜果。在生长过程中，瓜果容易受污染，表皮可能残留细菌、虫卵或化学农药。因此，在食用前务必用清水反复冲洗，那些可以削皮的瓜果，在削皮后再进食更为安全。

（2）谨慎食用刺激性食物。对于冷、辣等刺激性食物，根据自身体质、饮食习惯和季节进行选择，避免过量食用；尽量减少浓茶、咖啡和酒精等刺激性食物的摄入。

（3）注意餐具卫生。在使用餐具前后，务必将餐具清洗干净。有些人习惯用开水冲洗餐具，但用流动水反复冲洗更有效。同时，要保持洗碗布的清洁和干燥，以免细菌滋生。

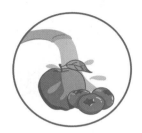 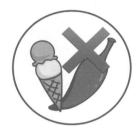 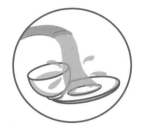

及时清洗瓜果　　　　忌辛辣、勿贪凉　　　　清洗餐具

 如何治疗孕期胃肠炎？

（1）预防最关键：洗手，避免污染食物。

（2）及时补充水分和营养。

（3）药物治疗：孕期用药一定要遵医嘱。

1）肠道黏膜保护剂、益生菌。

2）止泻药：①可以在怀孕期间使用洛哌丁胺，但要谨慎使用，初始剂量为4毫克，然后每次大便稀薄不成形后用2毫克，不要超过16毫克/天（细菌感染或有血便时避免使用）。②思密达是一种双八面体蒙脱石，具有较大的吸附面，不被机体吸收，同时还可吸附致病菌，孕期应用安全有效。禁忌使用复方地芬诺酯、次水杨酸铋。

3）抗生素：在严重的感染性腹泻病例中，抗生素治疗是必要的。不过，应选择对妊娠妇女比较安全的抗生素，如红霉素和氨苄西林。禁忌使用喹诺酮类、四环素类、磺胺类制剂和甲硝唑。

（4）解除痉挛：腹痛明显时可给予解痉药物口服治疗，常用的安全药物是间苯三酚。

专家小·贴士

　　急性胃肠炎是孕期常见疾病,轻度腹泻问题不大,但如果腹泻程度严重,就有可能导致严重后果,如脱水、电解质紊乱、母亲和胎儿营养缺乏,严重时还可能会导致流产和早产。总结来看,要结合孕妇情况,评估病情严重程度,采用相应的治疗方案。轻微腹泻时,首选的治疗方案是补充水分、电解质及营养,给予解除痉挛治疗,酌情给予蒙脱石散及益生菌等治疗,这两种药物对于孕妇是安全的。病情较重时,及时进行大便检查,甚至是肠镜检查,谨慎选择止泻剂及抗生素。

呕吐、腹泻,小心急性胃肠炎　　桑素珍　郑文文　杜中华

病例一

　　2022 年 7 月 8 日,山东省妇幼保健院消化内科门诊,一位 60 多岁的奶奶捂着肚子坐在了高峰玉主任面前,她轻声对高主任说:"昨天中午家里来客人了,做了一桌子饭菜,剩了半盘猪头肉,我没有舍得扔掉,晚上没有加热就吃了。凌晨 2 点,我突然开始肚子疼,一阵一阵的,还又吐又拉,还觉得有点冷,我这会儿一点劲儿也没有,快撑不住了……"话还没说完,她就赶紧又往厕所跑。患者往厕所跑的空当,高主任开始了思考:天这么热,东西稍微放久一会儿就很容易变质,患者这是得了急性胃肠炎,得查血和大便;急性阑尾炎、胰腺炎等也要排除一下,需要查淀粉酶和超声;患者似乎有脱水的迹象,得赶紧收住院补液。等患者回来后,高主任就赶紧把她收入了科室,通过几天的抗感染和补液等治疗,患者好转出院。

病例二

　　"一声惊雷万蛰醒,忽去温巢动离情。红尘陌上风烟重,涅槃重生踏春行。"(元·吴澄《月令七十二候集解》)惊蛰时节,暖风吹来,春光明媚,万物蠢蠢欲动。但美好的时节,不光有美好的事物,也有不少细菌、病毒嗅到了春的气息。

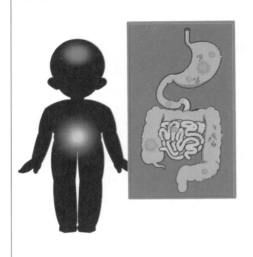

2023年3月9日,高峰玉主任医师门诊上来了位15岁的初中生,昨天莫名其妙就开始又吐又泻,没有发烧,肚子稍微有点疼。高主任经过仔细询问,得知该患者班上很多同学都有相同的症状。高主任给他查了血和大便,粪便检查发现轮状病毒感染。患者一般情况良好,高主任给他开了蒙脱石散、益生菌和补液盐,并叮嘱患者注意洗手,平时吃点好消化、好吸收的食物。几天后患者复诊,已经不再腹泻呕吐。

上面两个患者都是因为呕吐和腹泻来就诊,都属于急性胃肠炎。急性胃肠炎是临床上一年四季基本都不会缺席的疾病。

急性胃肠炎是夏秋季节的常见病、多发病,多由细菌及病毒等感染所致。主要表现为腹痛、呕吐、腹泻,可伴有发热、头痛、乏力等症状。症状类型及严重程度与摄入微生物、毒素的类型和量有很大关系。同时,不同人的抵抗力不同,也会导致症状差异。如病情较为严重且没有经过治疗,则可出现电解质与液体的大量丢失,严重时可危及生命。尤其是抵抗力弱的孕产妇、婴幼儿与老人,有此类症状时需格外重视。

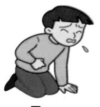

恶心

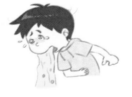

呕吐

肚子痛

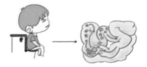

腹泻

急性胃肠炎的病因是什么？

（1）急性胃肠道感染：常见细菌和（或）毒素感染、病毒感染。夏季食物保存不当容易变质，细菌感染比较常见。

（2）物理因素：进食过多生冷、粗糙、过热等刺激性食物。

（3）化学因素：吃某些药物，如阿司匹林、止痛片等非甾体抗炎药，进食过多酒精、浓茶、咖啡等。

（4）其他：患有全身性疾病，引起机体胃肠道功能衰退，导致急性胃肠炎发生。

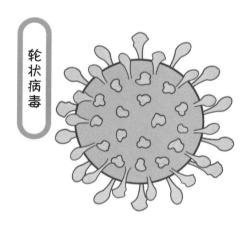

轮状病毒

 ### 急性胃肠炎有什么症状？

临床表现为恶心、呕吐、腹痛、腹泻等。腹泻通常定义为粪便黏稠度下降（呈松散状或液态）和（或）排便次数增加（一般 24 小时内排便次数超过 3 次）。严重者可伴发热、脱水、电解质紊乱、酸碱平衡失调，甚至休克。本病常见于夏秋季。

 ### 如何预防急性胃肠炎？

（1）注意饮食卫生：避免食用被苍蝇、带菌者污染的不洁饮食；吃隔夜食物之前要彻底加热；避免饮用生水；不食用生肉、变质食物、冰箱里长期存放的食物或冰冻的食物等。

（2）旅行或疫区接触时注意手卫生，饭前便后勤洗手。

（3）营养饮食，提高免疫力。

（4）在医师指导下使用抗生素，避免长期大量使用抗生素。

 ### 发生急性胃肠炎该怎么办？

（1）胃肠炎急性期多休息、多饮水，避免劳累，戒烟戒酒。

（2）合理饮食调节，使胃肠道功能逐渐恢复。由于胃肠道功能障碍，吸收功能下降，故饮食需注意以下事项：以清淡及富含水分为宜；忌油腻、生冷、刺激性食物；暂停饮用牛奶及其他乳制品、果汁等，以避免引起高渗性腹泻。急性期病情较重者,可采用流质饮食,如浓米汤、面汤、鸡汤、浓豆浆、豆腐脑等;流质饮食在食物选择、烹饪方法、营养价值上均有限制,只宜短期采用;应增加进餐次数,少食多餐;病情较轻者可采用低渣或半流质饮食,食物要求细软、易消化,如白米粥、蛋羹、面条等,不含韭菜、芹菜、莲藕等粗纤维蔬菜;不吃油炸以及干豆类等易引起肠胀气的食物;腹泻停止后可逐渐恢复普通饮食。

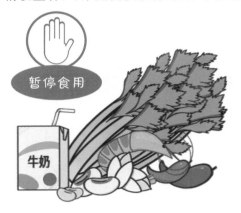

（3）轻症患者一般在经过补液、饮食控制与充分的休息后,短时间内可自愈。当出现剧烈腹痛、大便次数明显增多(五次以上甚至十余次)、排黏液脓血便、高热、口干、少尿或无尿、倦怠、休克等症状时,建议及时就医。

小儿胃镜知多少——家长必读篇

刘柱

在一个阳光明媚的周一早晨,山东省妇幼保健院消化内科高峰玉主任门诊挤满了慕名而来的患者。在排队的人群中,有一个小朋友特别引人注目,她有着稚嫩的脸庞,水汪汪的大眼睛,眼神中带有一丝惶恐,依偎在年轻的妈妈身边。

很快,轮到这位小朋友看诊了,妈妈坐在高峰玉主任的对面,介绍了小朋友的病情。原来她叫小萍(化名),今年刚 5 岁,最近 1 个月小萍总是不爱吃饭,吃完饭还会指着自己的肚子说不舒服。刚开始家长并没有放在心上,感觉可能是吃坏了肚子,过几天就好了。但是前一天晚上,小萍在餐厅吃了一顿丰盛的大餐后感到肚子更加不舒服,还不停地呕吐,这让家人非常担心。妈妈认为小萍可能是消化系统出了问题,于是带着小萍来就诊。

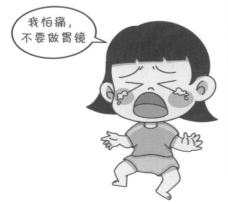

听完小萍妈妈的讲述,高主任给小萍做了腹部查体,按压她肚子的时候,小萍会感到疼痛,排斥医生的检查,高主任认为小萍的胃部可能存在病变。

"需要做胃镜检查。"高主任经过思考后讲道,"孩子的胃有炎症或溃疡,需要明确诊断。"

小萍妈妈问医生:"胃镜是什么？会不会很疼？"

高峰玉主任耐心地解释说,胃镜是一种内窥镜检查,通过口腔将一根细长的镜子送入胃部,可以观察胃内的情况。专业的内镜医师会非常小心地进行检查,而且小儿胃镜的管径非常细,对孩子来说是很安全的。有些孩子可能会不配合,但医生和护士会根据孩子的情况进行心理评估,并采取相应的方法来帮助孩子放松。

小萍妈妈听完医生的解释,心里稍微安心了一些,决定信任医生,进行胃镜检查,以找出小萍腹痛的原因。

很快,高主任为小萍安排了无痛胃镜检查,胃镜下果然看到胃黏膜存在明显炎症,溃疡病变,这就是小萍腹痛的原因！但幸运的是,这些问题可以通过药物治疗改善。

检查后,高峰玉主任嘱咐道:"要改善孩子的饮食和生活习惯,规律服用2个月药物,会慢慢变好的！"

通过这次胃镜检查,小萍妈妈一定明白了小儿胃镜检查的重要性。

？ 几岁的孩子可以做胃镜？

山东省妇幼保健院消化内镜中心接受胃镜检查的年龄最小的患儿为4个月大的婴儿。周平红教授曾为患先天性幽门肥厚、出生40天、体重5.3千克的婴儿成功实施胃镜下幽门括约肌切开术。

从新生儿到16岁儿童,都可以接受胃镜检查,只是应用的内镜的型号不一样。儿童胃镜的管径不足1厘米。

6岁以下孩子因为年龄小,不能配合,可以于全身麻醉下完成胃镜检查。

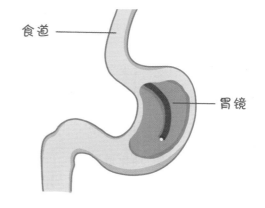

食道

胃镜

麻醉影响孩子脑发育吗?

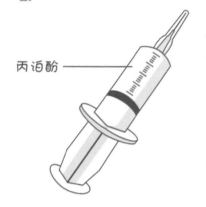

丙泊酚

丙泊酚是临床上常用的麻醉药,具有作用快、时效短、苏醒快、干扰小、不良反应小等特点。

麻醉剂只对脑细胞产生麻醉作用,不会造成损伤;麻醉过程中,一切生命体征如血压、心率均在正常范围内,不会影响呼吸及心血管功能,不会引起脑缺氧;麻醉对短期记忆力可能会有影响,但不影响长期记忆力和智力发育。

因此,做完麻醉胃镜,宝宝依然会很聪明。

 孩子出现什么症状需要做胃镜呢?

(1)反复发作性呕吐。

(2)咽下困难、吞咽疼痛及胸骨后烧灼感者。

(3)原因不明的腹痛:反复发作,多为上腹痛、脐周痛。

(4)婴幼儿无原因的夜间哭闹或吃奶后哭闹、拒食等。

(5)原因不明的上消化道出血。

(6)对部分上消化道出血、食管静脉曲张、息肉及异物等进行治疗,胃扭转复位。

(7)如不明原因的贫血、消瘦等。

(8)有明显的消化道症状,如常呕吐、厌食、反酸、嗳气、上腹饱胀等。

(9)某些上消化道疾病的定期随访复查,药物治疗前后或手术后疗效的评价。

(10)X线钡餐检查发现有溃疡或充盈缺损、息肉或肿块等,但不能确定其性质者。

 小儿哪些疾病需要胃镜诊疗呢?

(1)误吞异物:消化道异物是儿科较常见的急诊,多为上消化道异物,是由于患儿将异物放入口中玩耍误吞引起的。儿童上消化道异物多为硬币、果核、金属别针及纽扣电池等,其他特殊物品有铁钉、长塑料棒及塑料口哨等。

(2)反流性食管炎:1岁以后婴幼儿出现顽固性呕吐,缺铁性贫血,生长发育较同龄儿童迟缓以及反复发作哮喘、肺炎等情况时，可能是发生了反流性食管炎，有上述症状的小儿需进行胃镜检查。

（3）食管狭窄：先天或后天因素导致的小儿食管良性狭窄可引起进食障碍、吞咽困难、呕吐、呛咳等，从而引起营养不良、生长发育滞后。食管狭窄包括反流性食管狭窄、先天性食管闭锁术后狭窄、化学性烧伤性食管狭窄。

（4）消化道出血：有报道，2岁以下组的上消化道出血，先天性疾病是常见原因（膈疝）；2～6岁组，大多为上消化道溃疡、小肠病变、憩室、食管贲门黏膜撕裂综合征；学龄儿童最常见的病因是消化性溃疡；该病诊断及治疗首选胃镜，应在出血24小时内或在出血时进行。

（5）慢性胃炎及幽门螺杆菌感染：幽门螺杆菌是导致小儿慢性胃炎的一大原因，内镜下表现为胃黏膜充血、糜烂，明确诊断后可给予相应处理。内镜黏膜病理检查是唯一能确定幽门螺杆菌感染，同时判断其损伤程度的方法，还能发现其他引起症状的原因。

（6）胆胰疾病：包括胆总管结石、胆道蛔虫、先天性胆总管囊肿、胰腺炎等，经内镜逆行胰胆管造影及相关内镜下治疗对多种小儿胆道疾病疗效确切，是一种安全有效的治疗手段。

（7）嗜酸性粒细胞食管炎：近年来发病呈上升趋势，婴儿和学龄前儿童主要表现为非特异性症状，包括喂养困难、呕吐、反流和拒食。食管黏膜活检标本每个高倍视野中有超过15个嗜酸性粒细胞。

 小儿胃镜能检出哪些疾病谱？

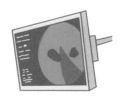
胃镜治疗

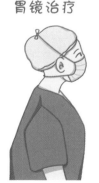

儿童消化系统疾病谱与成人不同，除了炎症外，可合并多种胃肠道畸形，如儿童胆胰疾病多以先天畸形为主，患儿不仅需要诊断，更需要内镜下的治疗技术。

 小儿胃镜操作安全吗？

需要注意的是，对于经过正规培训的有经验的小儿内镜医师，小儿胃镜是很安全的，极少有并发症发生。专业的小儿消化内镜护理也可以为孩子的安全保驾护航。

小儿胃镜与成人胃镜一样粗吗？

当然不是，内镜的选择因年龄而异，儿童胃镜的管径不足 1 厘米。胃镜外径 5～8 毫米的内镜适用于新生儿和小婴儿，标准成人胃镜（外径≥9.7 毫米）对体重大于 25 千克的儿童是安全的。

 做胃镜检查时孩子不配合怎么办？

内镜检查属侵入性操作，家属及患儿都不容易接受，尤其患儿哭闹、躁动时，将直接影响诊疗结果。

为此，胃镜检查前医护人员根据心理评估方案对患儿及其家属进行分型，主要分为合作型、紧张型、恐惧型、抗拒型。

合作型患儿主要表现为安静，而且能够自觉配合，医护人员对这类孩子主要采取表扬、鼓励等措施，帮助患儿调整体位，进行检查。

紧张型患儿主要表现为神情较为紧张，但在引导下能够主动配合。针对这种类型的孩子，医护人员可通过观察孩子的面部表情和肢体动作，分析其心理状态，拥抱、抚摸孩子，同时让家属全程陪伴，消除陌生感，提升孩子的心理安全度，从而缓解孩子的紧张状态。

恐惧型患儿主要表现为哭闹、表情具有恐惧感，但经过耐心干预，能够配合。针对此类孩子，医护人员会带孩子熟悉检查室；同时进行沟通交流，消除陌生感，家属全程陪同。

抗拒型患儿主要表现为挣扎、哭闹，难以取得配合。针对此类孩子，医护人员会尝试采取讲故事、玩具逗弄等方式，转移孩子的注意力，缓解孩子的抗拒心理，待孩子平静下来后，采取合理干预。

 小儿做胃镜检查，家长需要注意什么？

（1）检查前一天：晚饭要吃少渣易消化食物，如稀饭。胃镜检查前一天晚上 8 时以后，不再进食任何食物及饮料。（麻醉胃镜）检查当天晨起禁食禁饮水。需要注意的是，吃奶的婴儿应禁饮奶 6 小时以上。

（2）检查当日：让孩子穿宽松的衣服，裤子不要太紧。如为普通胃镜，为减少唾液分泌，缓解咽部不适，在检查前 15～30 分钟口服去泡剂 2～3 毫升，应用局部咽喉麻醉药物。

（3）检查结束后：如为麻醉胃镜检查，当天不允许患儿剧烈运动，以避免发生意外。检查结束后约两小时,等麻醉药药效过后才能进食。取活检者则需 2 个小时后才能进食温凉流质饮食,当天可吃米粉、面条、稀饭、牛奶等食物,以减少对胃黏膜创伤面的摩擦。检查后可能排气、打嗝比较多,但很快就会缓解。

专家小贴士

　　孩子做胃镜,家长肯定会心疼,但请不要心慌,在专业的小儿消化内镜中心,这是很安全的操作。请记住,孩子出现反复腹痛、恶心、消化道出血、吞食异物、不明原因贫血、消瘦等症状时,一定要遵医嘱,考虑做胃镜。麻醉胃镜不影响孩子智力发育,而且可以减轻孩子的不适感,年龄较大的孩子可以做普通胃镜,表现得比大人都好,孩子比我们想象得更勇敢。

萎缩性胃炎离胃癌有多远——只要做好这两点,距离胃癌可能很遥远!

孙洋馨　杜中华　王晓丽

　　家住济南的王女士今年 50 岁了,平时很注意养生保健,经常听科普讲座。她听说老年人查体一定不能落下胃肠镜,于是她就约上比自己大 2 岁的姐姐,结伴来山东省妇幼保健院消化内镜中心进行胃肠镜体检。胃镜报告结果出来了,她们一个得了萎缩性胃炎,一个得了非萎缩性胃炎。王女士慌了神,道:"听说萎缩性胃炎是癌前病变,我是不是要得癌症呀?"为此,她们找到高峰玉主任医师,表达了自己的疑问。

　　萎缩性胃炎是什么病?萎缩性胃炎是不是很快就会变成胃癌?这些问题经常使得患者朋友紧张、害怕、休息不好……那么,萎缩性胃炎到底是不是胃癌,看标题就知道,萎缩性胃炎不是胃癌!萎缩性胃炎到底离胃癌有多远?下面,让我们一起慢慢了解它。

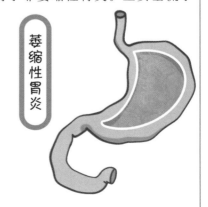

什么是萎缩性胃炎？萎缩性胃炎到底离胃癌有多远？

萎缩性胃炎是以胃黏膜上皮和固有腺体萎缩、数目减少，胃黏膜变薄，黏膜基层增厚，或伴幽门腺化生和肠腺化生，或有不典型增生为特征的慢性消化系统疾病。萎缩性胃炎内镜下表现为黏膜红白相间，以白色为主或呈灰色、灰黄色、灰绿色，重度萎缩性胃炎胃黏膜呈灰白色，褶皱变细、平坦，可见黏膜下血管。

《中国慢性胃炎共识意见（2017 年，上海）》指出，慢性胃炎病理活检显示固有腺体萎缩，即可诊断为萎缩性胃炎，而不必考虑活检标本的萎缩块数和程度。

如果萎缩性胃炎的概念过于复杂，不好理解，那么下面这段文字将帮助您理解什么是萎缩性胃炎：正常胃黏膜像肥沃的土地，正常黏膜到黏膜萎缩就像肥沃的土地因为各种原因退化至沙漠。沙漠化后的土地失去了原有的功能，很难生长植物。同样，萎缩后的胃黏膜，原有的功能也退化或消失，然后就有一系列因功能消失而出现的临床表现，如上腹部隐痛、胀满，嗳气，食欲不振，消瘦或贫血等。沙漠化逐渐加重到荒漠化，致使环境恶化，任何生物难以生长，就像黏膜萎缩逐渐发展到胃癌。

肥沃土地荒漠化的过程是：肥沃土地—土地退化—沙漠化—荒漠化。萎缩性胃炎到胃癌也是有几步的，通常认为是：萎缩性胃炎—肠化生—异型增生—胃癌。

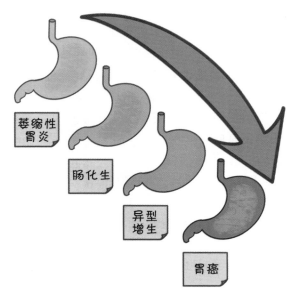

有人认为,慢性萎缩性胃炎是中老年胃黏膜退行性改变,是一种"半生理"现象,单纯慢性萎缩性胃炎的癌变风险一般较低。慢性萎缩性胃炎合并肠化生,部分伴发异型增生(上皮内瘤变和异性增生是同义词),特别是伴有中-重度肠化生或上皮内瘤变时,癌变风险相对较高,少数病例经历长期演变后可发展为胃癌。国外相关研究显示,慢性萎缩性胃炎患者的年胃癌发生率在0.1%~0.25%。

 萎缩性胃炎演变成胃癌,与哪些因素有关?

萎缩性胃炎从形成到演变为胃癌的过程都受什么因素影响呢?有研究表明,萎缩性胃炎的影响因素主要有年龄,性别,长期不规律、不健康的饮食习惯(食用辛辣、霉变及腌制性食物),精神心理因素,幽门螺杆菌阳性,嗜烟,嗜酒,家族史及药物史等。其中,以幽门螺杆菌阳性及家族史更为重要。

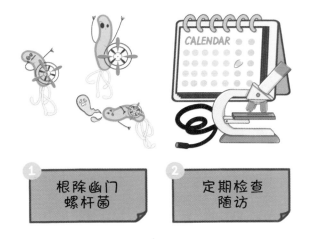

① 根除幽门螺杆菌　② 定期检查随访

 发现萎缩性胃炎该怎么办?

萎缩性胃炎目前无特效治疗方案,因此,预防其发生发展显得更为重要:

(1)去除和控制危险因素:应戒除不良嗜好,戒烟酒,养成良好的饮食习惯等。幽门螺杆菌感染在萎缩性胃炎致病因素中占重要地位。《中国慢性胃炎诊治指南(2022年,上海)》指出,对于慢性活动性胃炎患者,根除幽门螺杆菌的获益明显,主要体现在:①可改善部分患者消化不良症状;②减轻炎症程度,对部分慢性萎缩性胃炎患者,可逆转萎缩程度,但难以逆转伴肠化生者的萎缩程度;③可延缓癌前病变的进展,并对消化性溃疡及胃癌有一定预防作用。

（2）慢性萎缩性胃炎应定期行内镜和组织病理学检查随访。

1）不伴有肠化生或异型增生的，或者胃窦部的轻中度萎缩和（或）肠化的萎缩性胃炎，应结合患者的意愿，每3年随访一次。

2）胃窦合并胃体或胃底部也有萎缩和（或）肠化者，建议每2～3年进行一次胃镜和病理随访监测。

3）活检有中重度萎缩并伴有肠化生的慢性萎缩性胃炎者，1年左右随访一次。

4）伴有低级别上皮内瘤变并证实此标本并非来源于癌旁者，根据内镜和临床情况，缩短至每6个月左右随访一次。

5）伴有高级别上皮内瘤变者需立即确认，证实后行内镜下治疗或手术治疗。

对于萎缩性胃炎的治疗，其一是消除症状、缓解胃黏膜伴有的炎症，中药与西药均有效。其中，幽门螺杆菌感染的患者须根除幽门螺杆菌。其二是防控癌变风险，去掉影响因素，定期随访复查，萎缩性胃炎可能永远不会变成胃癌。

编后语　听过高峰玉主任的解说，王大姐在省妇幼内镜中心进行了碳13呼气试验，真的发现了幽门螺杆菌阳性。经过仔细询问病史，高峰玉主任建议患者根除幽门螺杆菌。

目前，根除幽门螺杆菌方案为含铋剂的四联方案，其中两种抗生素于餐后服用；一种抑酸药、一种铋剂于餐前服用；共服用14天，一天服药两次，于早晚餐前后服用，不间断，不自行停药，且服药期间禁止饮酒。此外，建议所有根除幽门螺杆菌的患者应行碳13或碳14呼气试验评估治疗效果，但至少应该在治疗完成至少4周后进行。

3天后，王大姐的病理结果显示萎缩性胃炎伴肠上皮化生，那接下来该怎么办呢？

高峰玉主任向王大姐解释说："萎缩、肠上皮化生、上皮内瘤变是胃腺癌多年的发展历程，根除幽门螺杆菌可减缓炎性反应向萎缩、肠上皮化生甚至上皮内瘤变的发展，降低胃癌发生率。"高主任嘱咐王大姐根据方案继续口服根除幽门螺杆菌药物，停药1个月后复查碳13呼气试验，并建议王大姐这类病理结果提示萎缩并伴有肠化生的慢性萎缩性胃炎患者1年左右复查一次胃镜。

高峰玉主任最后说："很欣慰王大姐姐妹两人有这样的体检意识。建议存在胃肠道症状、年龄超过 40 岁的人群每年进行一次包含胃肠镜检查的体检。现在，胃肠镜检查及内镜下手术技术发展迅速，衷心希望这一技术的进步可以使更大的人群受益。"

山楂、柿子上市，小心胃结石 孙洋馨　王晓丽　郑文文

一个深秋的上午，高峰玉主任门诊上来了一位患有急腹症的陈大爷。陈大爷捂着肚子疼得直不起腰，脸上挂着汗珠。

大爷的儿子很着急地说："主任，我爸昨天晚饭后突然肚子胀，还吐了两次。今天疼得更严重了，不会是食物中毒了吧？"高主任仔细给老人查体后，马上为其安排了胃镜检查，结果在胃里发现了大块胃结石合并胃溃疡。

陈大爷今年刚从机关单位退休，平日里很注意养生保健。早年忙工作，他常年有"消化不良"的毛病，最近看健康节目，听专家说吃山楂能健胃消食、帮助消化。陈大爷想：正好山楂上市了，赶快趁着秋天健脾养胃，治一治这"老胃病"。于是，他买了两斤新鲜山楂，每日晨起空腹吃五个。结果才连续吃了三天，还没等消化症状改善，却出现了急性上腹痛，在家里吐了起来。陈大爷的儿子急忙带他来医院看诊。目前病因明确，高主任团队很快给陈大爷进行了胃镜下碎石治疗，术后给予碳酸氢钠溶液口服溶石，并对胃溃疡给予抑酸、保护黏膜对症治疗，陈大爷的症状很快好转。事后陈大爷非常疑惑："山楂不是帮助消化的吗？为什么我吃了以后又胀肚，又呕吐，还形成了这么大的胃结石呢？"下文，我们将解答陈大爷的疑问——空腹吃山楂为什么会造成胃结石及胃溃疡？

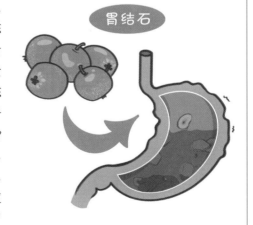

胃结石

胃结石是什么?

胃结石是在进食某种食物后,胃内形成的结石样团块状物质,形状一般呈椭圆形,大小不一,按照结石的组成成分不同,结石可分为植物性结石、毛发性结石和混合性结石,临床以植物性结石最为多见。

植物性结石往往发生于秋冬季节,秋冬季节正是柿子、黑软枣、山楂等成熟、收获的季节,也正是这些食物成了胃结石的罪魁祸首。在柿子和软枣中含有一种被称为鞣质的物质,未成熟的柿子和软枣中,其含量高达20%。此外,柿子中还含有树胶、果胶等物质。鞣质在胃酸的作用下,能与蛋白质结合形成不溶于水的鞣酸蛋白,鞣酸蛋白、树胶、果胶能与食物残渣胶合在一起而形成团状凝块,也就是胃结石;山楂富含果胶,在合适的 pH 值下可发生胶凝,在胃内凝结成块而发生结石。

空腹吃生山楂后,喝茶、饮酒及进食促进胃酸分泌的食物是胃结石发生的主要诱发因素,胃酸过多、胃蠕动慢也是促发因素。

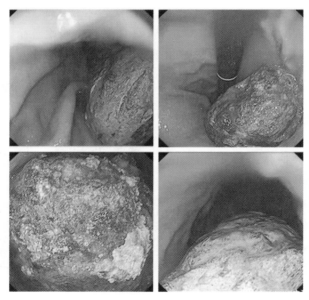

内镜下的胃结石

 胃结石可以分为哪几类?

(1)植物性胃结石:进食柿子、黑枣、山楂、石榴、葡萄、香蕉、芹菜、海带等均可导致胃结石,最常见的是胃柿石。这些食物,尤其是未成熟的果实中含有较多的鞣酸、果胶及树胶,在胃酸作用下产生凝块,凝块聚集在一起就会形成胃结石。在空腹状态下进食柿子、山楂、黑枣,会更易形成胃结石。

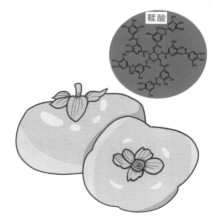

（2）毛石症:头发或兽毛在胃内缠结而成毛石。毛石内常混有食物残渣、脱落的上皮,并有细菌生长,故常有恶臭。

（3）混合性胃结石:多由药物、食物、胶状物团块组成,若大量服用硫酸铝、抗酸剂,易粘连形成胃结石。

 胃石症有什么表现?

胃结石形成后,大多数患者会出现上腹饱胀不适、恶心、食欲不振或钝痛不适,有些会反酸、烧心,严重者会出现上消化道出血等表现。如果长时间不予处理,患者甚至可能出现胃溃疡、胃出血或胃出口堵塞（即幽门梗阻）,甚至小块的胃石进入肠道,造成阻塞肠道。大约1/3胃结石患者可在上腹部触及活动的质硬包块。

 如何诊断自己是否得了胃石症?

胃镜检查是诊断胃石症的首选方法,也是最佳的诊断方法,其他如超声检查、X线检查、CT检查对诊断也有帮助。

 得了胃石症该怎么治疗呢?

（1）口服抑酸剂、抗酸剂及碳酸氢钠:目的是缓解胃内的高酸环境,使胃结石变得松软,过幽门而经肠道排出;还可以喝可乐甚至苏打水,但需在医师指导下饮用。

（2）胃镜下碎石术:胃石较小时可用圈套器套住胃石或用网篮网住胃石取出。若胃结石巨大,常用异物钳、碎石器等治疗器械将结石绞碎,再用取石网篮取出较大碎块,小碎块胃石可自然通过幽门而在小肠内消化,部分随粪便排出。

（3）外科治疗:如果药物、内镜下治疗效果不理想,则需要考虑外科手术治疗。

如何预防胃结石?

(1)避免空腹或饮酒、饮茶后食用柿子、黑枣、山楂等。

(2)避免一次性进食过多上述果品。

(3)食管手术或胃手术后患者、老年人、小儿等胃肠道动力差者避免食用上述水果。

(4)进食高蛋白食物(海鲜、肉食、奶制品)前后避免食用上述水果。

(5)积极治疗胃动力障碍性疾病。

 "可乐"治胃结石是否靠谱?

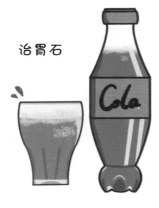

大家都知道,可乐里含有碳酸氢钠,是弱碱性的,有助于软化结石。但临床上一般不提倡这种另类消石法,主要原因是弊大于利,胃食管反流病、胃溃疡和胃出血等胃部疾患患者不宜喝可乐。十二指肠溃疡患者、糖尿病患者、痛风患者等也需要远离碳酸饮料。胃结石在胃里四处滚动,常常损伤胃壁,造成胃溃疡,而碳酸饮料又恰恰是胃溃疡的禁忌,大口喝碳酸饮料很容易造成胃穿孔。因此,听起来很美好的"可乐疗法"其实危险重重,必须在医生专业指导下进行。

家长一定要警惕"祸从口入"——纽扣电池和磁力珠,儿童的致命杀手

贾莉　刘柱　王晓丽

儿童总是对新奇事物充满好奇,喜欢用嘴巴探索世界,一不小心就会将异物吞入体内,可能会对身体造成极大危害,甚至危及生命。纽扣电池和磁力球就是最危险的两种异物。

案例一

家住临沂的淘淘(化名)今年5岁了,长得虎头虎脑,非常可爱。由于父母工作忙,平时是淘淘的姥姥、姥爷带孩子。淘淘最近老说胸口痛,吃不下饭,还有点低烧,姥姥、姥爷还以为孩子感冒了,就带孩子去诊所输了三天液,但孩子看起来一点也没好转。

这可急坏了姥姥、姥爷，他们马上打电话求助淘淘的父母。淘淘父母带着淘淘去市里的大医院看病，医生怀疑淘淘患有心肌炎，给淘淘输液治疗一周，但淘淘的病情并没有好转，仍旧天天嚷嚷着胸痛，孩子食欲很差，基本上天天什么都不想吃。一向活蹦乱跳的淘淘一下子"蔫巴"了，不想动弹，一活动就说胸痛。

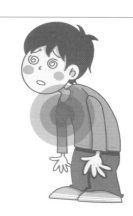

于是淘淘父母带着淘淘辗转来到山东省妇幼保健院，高峰玉主任再次给淘淘复查血常规、心电图，并安排淘淘拍胸片，等胸片结果出来，所有人都大吃一惊，淘淘的食道中竟然有一个类圆形异物。

那么，这个类圆形异物是什么东西呢？

高主任团队再次询问淘淘的父母，孩子有没有吞食异物的可能，父母说淘淘平时很乖巧，没有吞食异物的经历。但是，根据经验，高主任团队判定这个类圆形异物是硬币或纽扣电池，高主任团队马上报告医务科，并组织多学科会诊，邀请小儿外科、小儿内科、影像科专家，经过讨论，大家一致同意先为淘淘做胃镜检查，明确异物性质，并针对可能出现的并发症制订了一套详细的应对方案。

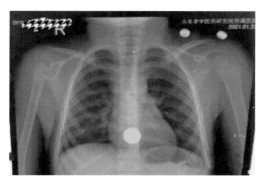

胸部 CT

高主任团队随即安排淘淘行经胃镜检查，经过充分的准备，经验丰富的麻醉师给淘淘全麻后，高主任团队迅速给淘淘行胃镜检查，发现嵌顿在食管下段的竟然是一枚纽扣电池，于是立即安排异物取出术，顺利从淘淘食管里取出一枚纽扣电池。电池表面已经发黑，淘淘食管中也出现了多条纵行溃疡，令人触目惊心。

纽扣电池造成食管溃疡,取出的纽扣电池表面已经发黑。

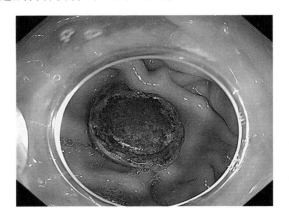

这时,淘淘胸痛的谜底才揭开,原因竟是纽扣电池卡在食管,电池腐蚀食道导致炎症、溃疡,淘淘才出现胸痛。

淘淘的食管异物取出后,高主任安排淘淘禁食三天,输液治疗食管溃疡。治疗三天后,淘淘告诉妈妈自己胸不疼了,想回家。至此,淘淘的胸痛故事终于画上圆满的句号。

案例二

5 岁的浩浩(化名)8 小时前出现上腹持续性疼痛,急于山东省省级医院就诊,做了腹部 X 线检查,显示胃内异物,需要行内镜下治疗取出,遂急转诊到山东省妇幼保健院消化内镜中心。

高峰玉主任团队接诊了浩浩。团队分析了家属带来的片子和抽血结果,结合既往经验,认为需要尽快行内镜下磁珠取出术。因为磁珠在体内时间越久,对周围组织的损伤越严重。高主任团队马上报告医务科,同样组织多学科会诊,邀请小儿外科、小儿内科、影像科、麻醉科会诊专家,大家一致同意先为浩浩行麻醉下内镜下磁珠取出术,并针对可能出现的消化道穿孔、取出失败等情况,制订了详细的应对方案。

手术开始了,高峰玉主任操作着胃镜,胃体大弯侧见一串金属,一端游离,一端扎入胃壁。当用鼠齿钳钳住胃壁侧异物拔出后,可以清晰地看到胃壁已经穿孔,高峰玉主任感慨道:"再晚一点,后果不堪设想!"

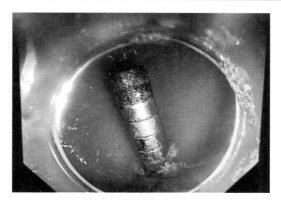

胃镜下磁珠表现

紧接着,内镜头端继续在胃腔内搜寻,在胃底看到一枚独立的银色异物,高主任经内镜将异物取出,并使用钛夹夹闭已经穿孔的胃壁,整个过程用时不到十分钟,手术顺利结束。

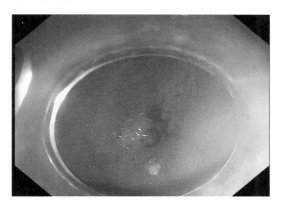

胃镜下可见胃壁已经穿孔

"果然是磁珠!"大家仔细地看了看取出来的已经变色的异物。

术后,高主任团队再次完善腹部 X 线检查,出乎意料的是,还有一串磁珠已经进入小肠,无法经内镜取出,但幸运的是这串磁珠相互吸引在一起,未见其压迫肠壁组织。

"吃点促进排泄的药物,期待这串磁珠能够排出来,否则还是得行外科手术取出。"高峰玉教授向家属解释道。

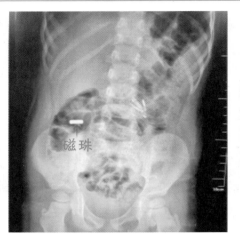

腹部 X 线可见磁珠在肠道

"他每次大便,我都仔细扒拉。"孩子母亲焦急地讲着。终于在住院第 8 天,剩余的磁珠完全排出来了。

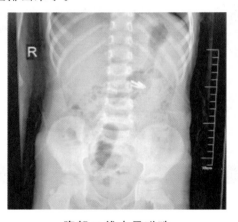

腹部 X 线未见磁珠

什么是消化道异物?

消化道异物通常指被误吞的各种有形物体,这些物体难以被消化且不能及时排出,从而滞留消化道。消化道异物主要发生在儿童,占比可达 70%~80%,其中 75% 发生于 10 岁以下儿童,其临床表现因人而异,主要影响因素包括:患儿年龄,异物种类、大小,异物滞留部位和时间以及是否存在并发症等。

食管异物

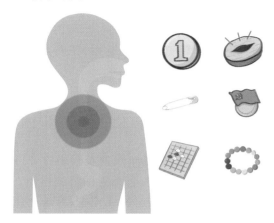

通常,大多数消化道异物能自行排出体外且预后良好,但有 20％～30％的患儿需接受消化内镜治疗,约 1％患儿需要外科手术。

 为什么消化道异物常见于儿童?

儿童探索世界最常用的方法就是通过口腔感受物质的性质,而各种形态、质地的玩具增加了儿童的好奇心,由此增加了儿童消化道异物误吞的风险。儿童消化道管腔相对狭小,80％～85％的上消化异物发生于儿童,6 月龄至 6 岁为高发年龄。

 消化道异物可以分为哪几类?

按照异物滞留部位,消化道异物可分为上消化道异物和下消化道异物。

(1)上消化道异物:指滞留在屈氏韧带以上的消化道异物。儿童上消化道异物嵌顿的位置以食管最为常见,占 75.1％,其中,食管上段异物占食管异物的 85.5％,其次是食管中下段、胃、十二指肠及屈氏韧带以上消化道。

(2)下消化道异物:指滞留在屈氏韧带以下的消化道异物,占消化道异物的 10％,如尖锐果核易嵌顿于回肠远端或回盲部,而直乙交界处也易嵌顿异物。

 儿童有哪些常见的消化道异物?

(1)钝性异物:以硬币最为常见,据报道,占上消化道异物的 72.3％。

(2)尖锐异物:常见枣核、螺丝钉、针、张开的别针、牙签、牙科针和骨刺等,占所有消化道异物的 11％～13％。

（3）电池：占儿童消化道异物的 6.8％～10.8％，其中，纽扣电池最常见（85.9％），多发生于 1 岁左右的儿童（33.2％）。

（4）磁性异物：如磁珠、磁棒。

（5）长条形异物：棒棒糖棒、塑料勺、笔帽、笔等，约占儿童消化道异物的 24.7％。

（6）其他异物：食物（果核或食团）、胃石、毛发等。

 如何判断孩子是否误食异物？

消化道异物的诊断需结合病史、临床表现及辅助检查，进行全面的综合评估，尤其需关注异物的种类、滞留时间及有无周围组织损伤。在医院，可以借助不同的检查手段来判断有无误吞异物：①X 线检查，对于金属或高密度异物，可直接行正侧位 X 线检查。②超声检查，具有便携性、无辐射的优点，可辅助诊断 X 线不能发现的异物。利用不同性能超声探头检查能帮助判断异物的形状及异物与消化管壁及周围脏器的关系。③CT，若临床高度怀疑消化道异物，而 X 线片结果阴性，可进一步行胸腹部 CT 检查，灵敏度为 70％～100％，特异度为 70％～94％，并可进一步评估异物周围组织损伤的程度。④消化内镜检查，既能作出诊断，又能进行治疗，是临床非常重要的诊断工具。

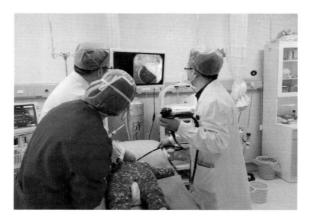

 如何处理消化道异物？

"尽快到正规医院就诊！尽快到正规医院就诊！尽快到正规医院就诊！"重要的事情说三遍！

无论哪种消化道异物，都需要及时到正规医院诊治，切勿在家中自行处理。儿童消化道异物治疗前应进行风险评估，详细了解异物的种类、数目、大小、形状、质地、滞留部位、滞留时间、有无并发症以及异物与毗邻组织的关系等,评估患儿生命体征,尽早拟订处理方案。非高危消化道异物大多数无须干预,可自行排出,对于不能及时自行排出体外的异物,消化内镜是首选治疗。如果为高危异物,需行紧急内镜治疗;若已出现严重并发症,或经评估,内镜诊疗可能会导致严重并发症,需行外科手术干预或多学科联合会诊。

 如何预防儿童消化道异物?

(1)加强科普宣教,提高监护人及大龄儿童对消化道异物的危害的认识,使儿童,特别是学龄前儿童远离这些可能误服的异物,尤其是高危异物。

(2)强烈呼吁相关企业禁止生产和销售易误吞的磁性儿童玩具。

(3)幼儿和小年龄儿童需要有成年人看护。

(4)不要空腹食用大量柿子、山楂、黑枣等,避免吞食毛发而产生胃结石。

(5)提高儿科医师和全科医师对消化道异物的识别能力,尤其是没有明确异物吞入史的患儿。

 专家小·贴士

孩子能吞下的异物多种多样,通常匪夷所思、防不胜防,令人毛骨悚然。因此,预防儿童消化道异物十分重要。"熊"孩子们的世界很欢乐,也同样很凶险。每个孩子都是家长的希望与未来,家长要履行好孩子的监护责任,也祝愿孩子们不再出现消化道异物。

体检发现了"胃息肉",是不是意味着要得"胃癌"了?

贾莉 周吉海

济南的王大娘平时很注重养生,坚持每天锻炼身体。今年王大娘60岁了,虽然每年都查体,但是从来没做过胃镜,于是,在今年的查体中,王大娘把胃镜也安排上了。

但是,在这次查体后,王大娘一直闷闷不乐。原来王大娘通过胃镜检查发现了"胃息肉",以为自己得了"胃癌",也不敢跟家里人讲,吃不好,睡不好,一个月下来竟然瘦了 20 多斤,家里人这才发现王大娘的异常。

家里人辗转打听到山东省妇幼保健院消化内镜中心的高峰玉主任,于是带着王大娘来到高主任门诊,高主任仔细询问才了解到王大娘的心病。高主任耐心给王大娘解释,并让王大娘住院治疗,王大娘一直悬着的心才稍微放松下来。

王大娘入院后,高主任团队择期给王大娘行胃镜下胃息肉切除术,同时给王大娘行肠镜检查。王大娘肠镜检查也发现了息肉,同时行肠镜下肠息肉切除术。

王大娘的心病去除了,食欲也增加了,一个月后去医院复查,体重又恢复从前,精神状态也好了许多。

 ## 什么叫胃息肉?

胃息肉属于临床常见疾病,是指起源于胃黏膜上皮的有蒂或无蒂病变,呈局限性并向胃腔内突出,多位于胃窦和胃体。胃息肉可单发,也可多发,息肉大小不一,一般体积比较小,直径多不足 1 厘米,直径数厘米的胃息肉比较少见。胃息肉多发生于 50 岁以上人群,很多朋友在体检中发现胃息肉。随着生活方式的改变,年轻人发生胃息肉的概率越来越高。

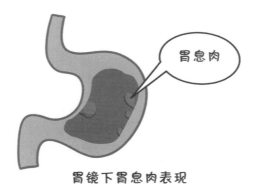

胃镜下胃息肉表现

 ## 什么因素会导致胃息肉?

研究发现,胃息肉由多种因素引起,与不良的饮食和生活习惯有关(如生冷刺激性食物、暴饮暴食、吸烟饮酒、不良情绪)，也可能与一些药物相关(如长期服用抑酸药可能增加胃底腺息肉的发病率)，或与幽门螺杆菌感染等因素有关。胃息肉可分为增生性息肉、腺瘤性息肉、炎性息肉、胃底腺息肉、错构瘤性息肉。在胃息肉中，增生性息肉的发病率最高，与长期幽门螺杆菌感染、萎缩性胃炎、消化性溃疡、胃部手术等相关。胃肠道息肉病则为遗传性疾病，如黑斑息肉病(P-J 综合征)等。

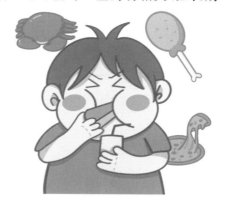

 胃息肉有什么症状？

绝大多数胃息肉患者无明显不适症状。当合并幽门螺杆菌感染、胃炎、胆汁反流等病变时，会出现上腹部隐痛、腹胀不适、恶心、厌食、消化不良等症状。

胃息肉合并糜烂或溃疡可发生间歇性或持续性出血，多表现为粪潜血试验阳性或黑便，呕血少见，长期可出现贫血；位于幽门部的有蒂息肉，如果脱入幽门管或十二指肠，可导致幽门梗阻，可出现进食后腹痛、腹胀、呕吐等症状；贲门处的息肉，可导致吞咽困难等症状。

 胃息肉到底与胃癌有什么关系？

临床上，75％～90％的胃息肉为炎性或增生性息肉，癌变率较低，为0～5％(划重点：绝大部分胃息肉为炎性或增生性息肉，癌变率非常低，大家不必有心理负担)。只有10％～25％的胃息肉为真性肿瘤性腺瘤，发生癌变的概率较高，可达到30％～60％。但是，无论是增生性息肉还是肿瘤性腺瘤，如果给予及时的内镜下处理，均可以达到临床治愈。即使是早期癌变，给予根治性手术切除或者黏膜下切除也可以获得很好的生存期，大可不必过度紧张。

 怎么判断息肉是增生性还是腺瘤性？

最准确的方法是行病理检查。如果行胃镜检查前没有口服影响凝血机制的药物，则可以进行病理检查；也可以将息肉于内镜下完整切除后送病理检查。

胃息肉有什么症状吗？

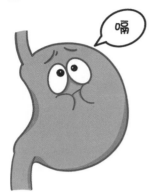

（1）大部分胃息肉患者没有任何症状，通常在胃镜检查时发现。

（2）少数患者可能有上腹部轻微疼痛或不适、腹胀、嗳气等消化不良症状。

（3）如果息肉表面糜烂、溃疡甚至癌变，可以发生间歇性或持续性消化道出血。

（4）较大的息肉如果阻塞于胃的出口——幽门，则可能导致幽门梗阻，会出现如恶心、大量呕吐及明显的上腹部胀痛症状。

 如何治疗胃息肉？

首先，应该改变不良的生活方式，积极治疗原发疾病有助于预防胃息肉的发生。散发的、小于 5 毫米的胃底腺息肉通常危害不大，可以定期复查。其余类型胃息肉大多可以通过内镜下切除而痊愈。

 定期复查需要间隔多长时间？

息肉治疗之后，复查的时间需要因人而异。一般来说，息肉术后 1～2 年需复查胃镜；而对于一些有胃癌家族史、胃黏膜萎缩严重、病理证实为腺瘤性息肉的高危患者等，应半年内，甚至在更短时间内复查胃镜，且不可掉以轻心。

 胃息肉切除后会不会再长？

胃息肉切除后，如果胃内环境没有变化，就还存在着滋生胃息肉的"土壤"，息肉还是会再发。尤其对于胃息肉直径大于 1 厘米、腺瘤性息肉、多发息肉患者，以及年龄较大的患者，往往复发可能性更大。

 如何预防息肉复发？

首先，应保持良好的饮食习惯，如三餐规律，戒烟戒酒，少吃辛辣、油炸食物，多吃新鲜蔬果等。其次，不要过于劳累，避免长时间紧张、焦虑，建议多运动，保持乐观、积极向上的态度。另外，积极治疗原发疾病，如胆汁反流、幽门螺杆菌感染等，也可以预防胃息肉的发生。

专家小·贴士

　　总结来说,胃息肉的发现和治疗是一个重要的健康问题。胃镜检查是发现胃息肉的主要方法,对于一些有恶变风险的胃息肉,及时进行内镜下切除治疗并进行规范的随访可预防胃癌发生。通过保持良好的饮食习惯,避免过度劳累和积极治疗原发疾病,我们可以尽可能地预防胃息肉的复发。

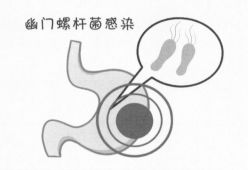

幽门螺杆菌感染

胃肠道体检一定要做内镜检查,否则后果很严重

郑文文　周吉海

　　在 2022 年一个晴朗的上午,高峰玉主任准时走进了门诊诊室。刚一进门,他就注意到一对神情焦急的母女,她们紧握着胃镜报告单,一直在等待着他的出现。

　　"高主任,您可来了!"那位母亲一看到高主任,就急切地说道:"我是刘大同(化名)的家属,前几天看过您的门诊。这不是胃镜和病理结果出来了,您快帮忙看看!这个高级别上皮内瘤变是什么意思?昨天晚上看到报告,上网查了一下,一晚上没睡着!"高主任从容地接过胃镜和病理报告,仔细查阅了患者胃镜下的图片。他的目光专注而认真,不时地用手指在报告上滑动,似乎在寻找关键信息。

片刻后,高主任抬起头看着患者家属,用平和的语气解释道:"胃高级别上皮内瘤变,又称早期胃癌。不过不用担心,我刚看过胃镜下表现,您可以做内镜下治疗,将病变完整切除。"

听到"早癌"这个词,女儿不禁问道:"高主任,怎么就早癌了? 我爸平时很注意身体,每年都体检呢!"高主任轻轻叹了口气,说道:"体检确实很重要,但您往年的体检从未包含胃肠镜,目前多数查体项目一般都局限于抽血化验、B超检查、心电图、钡餐透视、X线检查,再全一点的套餐会包括CT、磁共振等检查。但是,由于胃肠道的特殊性,食管、胃、肠的疾病,通过普通CT、超声是看不出早期癌的,唯一的检查手段是胃镜和结肠镜。不过,幸运的是,我们发现得早,还有机会进行有效治疗。"母女俩听了高主任的解释,神情逐渐放松下来。她们感激地看着高主任,高主任同时也为患者安排了床位。在排除禁忌,取得患者及家属知情同意后,为患者进行了胃镜下的黏膜剥离术,手术顺利,患者康复出院。

高主任感叹说,这又是一例通过胃镜检查发现的早期胃癌,可以说挽救了一个家庭!

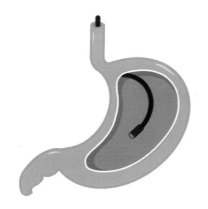

 什么是胃镜检查?

胃镜可以理解为将一条前端带摄像头和光源的管子经口进入体内,把所经过的口咽部、食管、胃及十二指肠的一部分观察一遍,观察有无炎症、溃疡、息肉等病变,并可以取活检和做治疗。无痛胃镜,简单来说,就是麻醉医生静脉推注短效麻醉药物,使您进入梦乡,在此期间进行胃镜操作,检查结束后您将从梦乡中醒来。

 哪些人群需要进行胃镜检查?

当您因不适症状去医院就诊时,如果医生建议你进行胃镜检查,不要犹豫,不要拒绝,请听从医生的建议!

在此,我们将经过验证、有说服力的共识意见摘抄给大家,如果您符合以下筛查要求,请尽快行胃镜检查,给自己的食管和胃来一次深度体检:

（1）食管癌筛查对象：年龄超过 40 岁，且符合下列任一条者：①来自食管癌高发区；②有上消化道症状；③有食管癌家族史；④患有食管癌前疾病或癌前病变者；⑤具有食管癌的其他高危因素（吸烟、重度饮酒、头颈部或呼吸道鳞癌等）。

（2）胃癌筛查目标人群：年龄大于等于 40 岁，且符合下列任一条者：①胃癌高发地区人群；②幽门螺杆菌感染者；③既往患有慢性萎缩性胃炎、胃溃疡、胃息肉、手术后残胃、肥厚性胃炎、恶性贫血等胃的癌前疾病；④胃癌患者一级亲属；⑤存在胃癌其他风险因素（如摄入高盐、腌制饮食，吸烟，重度饮酒等）。

 胃镜检查前饮食有何要求？

晨起要空腹，不能吃饭也不能饮水哦！

 检查当天要求空腹，我能吃药吗？

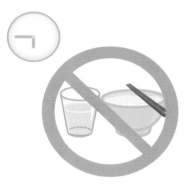

降压药是可以吃的，一小口水也没有问题。糖尿病患者应暂不使用降糖药或者胰岛素，等检查结束后询问医生有无饮食限制后再决定如何吃药。

阿司匹林、氯吡格雷等抗血小板药物也是不能吃的，为避免出血，只可以做检查。如果需要胃镜下取样做病理活检或进行胃息肉切除，一般要停药 1 周。因此，如果不是必须立即做胃镜，一般建议停药 1 周后做胃镜。

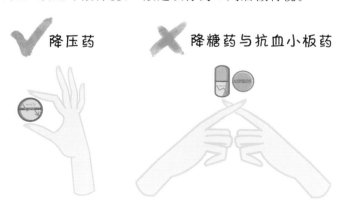

✔ 降压药　　✘ 降糖药与抗血小板药

我要做无痛胃镜,必须有人陪护吗?

无痛胃镜是通过静脉麻醉实现的,患者麻醉苏醒后,还没有完全恢复意识,处于半睡半醒状态,家属陪同可以更好地保证患者安全。少部分患者可能会出现恶心、呕吐、头晕、不适,家属陪同可以更好地照顾患者。此外,如果麻醉过程中出现问题,需要及时与家属沟通。还需注意,无痛胃镜检查当天禁止做需要高度集中注意力的事情,如开车。

 如何看胃镜报告?

好不容易检查完胃镜,拿到报告单您还是一头雾水,是追着内镜医师问个不停,还是上网猛查一通把自己吓得寝食难安?下面,我们就学学怎样看胃镜报告吧!

1.胃镜报告单主要包括什么?

(1)患者基本信息。

(2)图片:一般选取 6 张经典图片。胃镜图片一般包括食管、胃底、胃体、胃角、胃窦、十二指肠球部或十二指肠降部,有病变时会包括病变部位;内镜下治疗者一般包括治疗前后的图片。

(3)具体文字描述:按顺序描述食管、贲门、胃底、胃体、胃角、胃窦处黏膜情况(如光滑或粗糙)和颜色等,幽门运动情况,十二指肠球部、十二指肠降部有无异常。异常部分会有详细的描述,做治疗时会重点描述治疗部位情况。

(4)内镜诊断:内镜检查完成后得出的结论,有的需要结合病理活检结果(病理活检是“金标准”)。

(5)报告医师、检查日期。

2.如何看报告?

先看诊断,再针对性地看文字描述,再看图片,最后,如有疑问,再咨询医生下一步的治疗和注意事项等。

编后语 刘大同术后定期复查,术后创面愈合好,未再发现新病变。作为受益者,他号召兄弟姐妹、亲戚朋友都进行胃肠镜检查,大多有结肠腺瘤、胃腺瘤、萎缩性胃炎伴肠上皮化生等癌前病变,检查后大家均接受了及时的治疗。

腹痛、反酸、便血，不可忽略
消化性溃疡！

郑文文　刘柱

　　2023 年 10 月 9 日，国庆长假后的首个工作日，高峰玉主任门诊候诊室中，一对青年男女的身影在老年人群中格外引人注目。假期后的打工人理应投身于忙碌的工作中，然而他们却出现在医院，这究竟是怎么回事？高峰玉主任带着这样的疑问开始了一天的门诊工作。

　　叫号到"王小云"（化名），这一对捂着肚子的青年男女进来了。"谁是患者？"高主任问道，男士答："我是李庆（化名），她是王小云，我俩是夫妻，都是患者，我是下一个，我们俩都是前天开始肚子疼，一阵一阵的，还烧心，疼得很厉害，一开始没在意，没想到今天疼得更厉害了！"高主任询问了二人的病史，原来夫妻俩在国庆假期去成都、重庆旅游了。"不规律吃饭，各种辛辣小食吃得随心所欲，不按时睡觉，常常聚餐饮酒。"夫妻俩这样总结了假期生活。李庆这时说："大夫，我和我老婆还有个不一样的情况，这两天我的大便有点黑。"高峰玉主任解释道："黑便是消化道出血的症状，不良的生活习惯加上典型的有规律的上腹痛，考虑你俩人存在上消化道溃疡可能，建议做胃镜明确诊断。"

　　胃镜检查结果正如高主任预料，李庆的胃镜结果是十二指肠溃疡，王小云的胃镜显示胃多发浅溃疡。消化道溃疡也成了一种"夫妻病"！

　　同时，高主任为两人完善了碳 13 呼气试验，显示均存在幽门螺杆菌感染。年轻夫妻不解，为什么出去吃饭还能感染幽门螺杆菌？

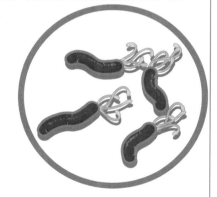

　　高峰玉主任向该夫妻解释道："两人均有幽门螺杆菌感染，但并不是最近才感染的，现在才发现，只是因为既往没有不适，未行相关检查而已。"两人目前均需要口服药物治疗，根除幽门螺杆菌治疗是其中重要的一部分。听完这些，夫妻二人说这次因祸得福，做了检查。经过治疗，3 个月后这对小夫妻来随访，复查胃镜均恢复正常，幽门螺杆菌也转阴了。

　　无独有偶，济南市的张先生 1 个月前突然恶心、呕吐，呕吐出较多量的黑褐色血样物，一天之内连续呕吐 3 次，每次量都不少，排出的大便也黑乎乎的，他也变得越来越没力气。之前身体一直还不错，正值壮年的他被吓坏了，自己难道得了什么大病吗？于是他赶紧来到山东省妇幼保健院消化内镜中心向高峰玉主任求助，化验血常规显示血红蛋白只有 73 克/升，差不多只有正常水平的一半。详细询问病史后，高主任立即给他安排做了胃镜检查，果然在十二指肠球部发现了两处溃疡病灶（球部水肿变形，前壁及后壁各见一约 0.6 厘米×0.8 厘米的溃疡），这便是导致张先生呕血、黑便的"元凶"。

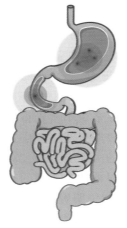

 什么是消化性溃疡？

消化性溃疡是指在各种致病因子的作用下，消化液（胃酸、胃蛋白酶）对胃肠道黏膜的自身消化作用所造成的损伤，病变常深达黏膜肌层，主要包括胃溃疡、十二指肠溃疡。

 消化性溃疡有哪些常见原因？

（1）精神紧张：长期紧张的生活会令胃酸分泌量增加，从而刺激胃黏膜。

（2）幽门螺杆菌感染：幽门螺杆菌能分泌细胞毒素和尿素酶，使胃黏膜屏障受损，消化液更容易损伤黏膜。

（3）吸烟：香烟中的尼古丁可直接刺激或损伤胃黏膜。

（4）饮食不规律：吃饭既不定时也不定量，扰乱了胃的正常节律，使胃得不到充分休息，久而久之，易发生溃疡。

（5）刺激性食物：如果经常食用如酒类、咖啡、浓茶、辛辣及坚硬难消化的食物，会持续刺激胃酸及消化酶的分泌，长此以往，会损伤胃黏膜。

（6）药物的作用：许多药物都对胃黏膜有刺激或损伤作用，尤其是阿司匹林、保泰松、布洛芬、吲哚美辛片以及强的松等，长期服用会使胃肠道黏膜产生溃疡。

 消化性溃疡有什么症状？

腹部中上部疼痛、反酸是消化性溃疡的典型症状，消化性溃疡的中上部腹痛呈周期性、节律性发作。胃溃疡的腹痛多发生于餐后 0.5～1 小时,而十二指肠溃疡腹痛则常发生于空腹时。多数消化性溃疡患者还伴有反酸、嗳气、上腹胀、恶心、呕吐、食少等相关症状,这些症状并不特异,需与功能性消化不良、胃恶性肿瘤等疾病相鉴别。

 如何诊断消化性溃疡?

胃镜检查是目前诊断消化性溃疡最常用、最直接和最可靠的检查方法。其优点主要有:①可以直接观察胃、十二指肠黏膜及其病变,并且可以保留图像资料;②可在直视下取病变组织做组织形态学检查及幽门螺杆菌检测,可用于溃疡的良恶性鉴别;③可发现 X 线钡餐检查难以发现的小而浅的溃疡;④可以在发现溃疡的同时治疗溃疡相关的并发症,如内镜下溃疡出血。

 如何治疗消化性溃疡?

(1)消化性溃疡的一般治疗:戒烟、戒酒、休息、注意饮食、保持精神愉悦。饮食上要做到吃饭定时定量,少吃或不吃油炸食品,禁食生冷、过硬、过热的食物。避免服用对胃肠道具有刺激性的药物,这些药物均可刺激溃疡和胃黏膜,增加胃液酸度。

(2)药物治疗:①抑制胃酸,常用抑制胃酸药有 H_2 受体抑制剂和质子泵抑制剂。常用 H_2 受体抑制剂包括雷尼替丁、西咪替丁、法莫替丁等;质子泵抑制剂是抑制胃酸分泌的强有力的药物,是首选药物,常用药物有奥美拉唑、兰索拉唑、泮托拉唑、雷贝拉唑等。至于您需要服用哪种药物,需要服用多长时间,需要专业医师评估后决定哦!②胃黏膜保护剂,多有中和胃酸和促进黏膜自身防御、修复的作用,主要有硫糖铝、铝碳酸镁、胶体铋等。③抗幽门螺杆菌治疗,根除幽门螺杆菌可以加快溃疡愈合,能有效降低消化性溃疡的复发率。根除药物方案及疗程需要专业医师决定,切勿自行服药!

● ● ●	消化道肿瘤早诊早治	刘丽凤

63 岁的李大爷近半年总是感觉胃里不舒服,肚子胀,吃饭量和以往一样,也没有肚子痛、呕吐等其他不适,自己在村诊所按“胃炎”吃药,断断续续服药 1 个月,仍然感觉胃里不舒服,肚子胀,不消化。在外工作的儿子回家后发现李大爷精神不如原来,李大爷就把病情告诉了儿子,儿子决定带老人去医院

做检查。儿子带老人来到家附近的山东省妇幼保健院消化内科。

接诊的刘大夫仔细询问病史后,告诉老人的儿子,老人需要做胃镜看看胃里有没有问题,两人商量后同意了。于是刘大夫为李大爷安排了胃镜检查。结果发现,刘大爷胃内有一处病变(胃窦体交界大弯偏前壁见一大小约 2 厘米微隆起型病变,部分区域黏膜发红)。经验丰富的刘大夫立即仔细观察病变,考虑可能是早期胃癌,于是换用放大胃镜进一步观察,放大胃镜见病变边界清楚,表面微结构及微血管轻度异型。放大胃镜结果进一步支持了早期胃癌的诊断,于是刘大夫在病变边缘取检组织送病理。3 天后病理结果出来了,病理结果与刘大夫的判断相吻合,李大爷确诊胃癌。李大爷儿子听说父亲得胃癌了,立即恐慌不安,不知道该怎么办。刘大夫进一步向家属交代,考虑早

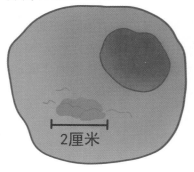

胃镜白光:胃窦体交界大弯偏前壁见一大小约 2 厘米微隆起型病变,部分区域黏膜发红

期胃癌,需进一步完善相关辅助检查,如超声胃镜、腹部 CT,如果支持早期胃癌的诊断,可以行内镜下治疗(内镜下黏膜剥离术,ESD),不需要行外科手术。李大爷立即入院,安排其他检查。

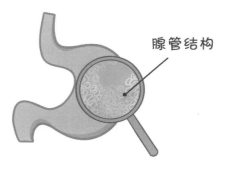

ME-NBI:病变边界清楚,存在表面腺管结构,大小不一,微血管扭曲,管径大小不一

　　李大爷入院后完善相关辅助检查:血液分析、尿液分析、大便常规、肝功能、血生化、肿瘤标记物、凝血功能、心电图均大致正常。全腹 CT 未见明显异常。超声胃镜提示病变位于黏膜层,活检病理提示高级别上皮内瘤变。

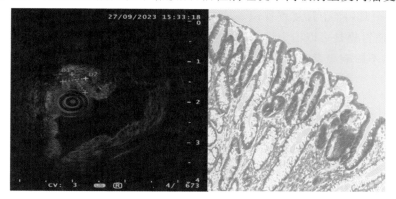

超声胃镜提示病变位于黏膜层,活检病理提示高级别上皮内瘤变

　　根据患者胃镜、病理及辅助检查结果,早期胃癌诊断明确,有行内镜下治疗的适应证,无明显禁忌证。于是刘大夫为患者安排内镜下治疗(ESD)。

　　ESD 步骤:①黏膜切开刀沿病变外缘 5 毫米环周标记。②黏膜下注射生理盐水、亚甲蓝及玻璃酸钠溶液,抬起病变。③黏膜切开刀沿标记点外缘 5 毫米环周切开。④黏膜切开刀剥离病变,完整剥离。⑤黏膜切开刀预止血处理创面。⑥标本固定、送检。

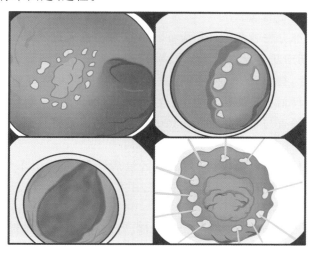

ESD 过程

李大爷 ESD 术后无明显不适，可自行活动，术后 48 小时恢复流质饮食，术后 5 天出院，术后病理提示胃高级别上皮内瘤变，病变大小约 1.4 厘米×1.2 厘米，底切缘及侧切缘均为阴性。李大爷早期胃癌为治愈性切除，术后 3 个月、6 个月、12 个月复查胃镜，以后每年复查胃镜。

　　早期胃癌是可以治愈性切除的，只切除病变黏膜，不切除器官，不改变解剖结构，不影响患者生活质量。

 ## 什么是胃癌？

　　胃癌是起源于胃黏膜上皮的恶性肿瘤，占胃部恶性肿瘤的 95％以上。国际癌症研究机构报告显示，2020 年我国约有 478508 例胃癌新发病例，发病率（10.5％）在所有癌症中排第三位。2020 年我国胃癌死亡病例 373789 例，死亡率（12.4％）在所有癌症中排第三位。胃癌多见于 55 岁以上患者，男性是女性的两倍，但近年来，胃癌发病有年轻化趋势。

 ## 胃癌有哪些诱因？

　　胃癌的发生与遗传、生活方式、幽门螺杆菌感染等紧密相关。得益于人们在根治幽门螺杆菌感染、胃癌早筛等方面工作的开展，全球胃癌发病率逐年下降。胃癌的临床治疗效果与其诊断的早晚紧密相关，早期胃癌经积极治疗可达到治愈，进展期胃癌即使经过手术，5 年生存率也仅为 35％左右。而胃癌早期症状不明显，大部分患者在出现相应症状首诊时已进入进展期。确定胃癌高危人群并提高早期诊断率对改善治疗效果有重要意义。胃癌筛查对于查找早期肿瘤并积极治疗，提高治疗效果具有重要意义。一般人群可通过减少有害因素，行胃癌风险评估并个体化预防，进行有效的胃癌预防。

　　《中国胃癌筛查与早诊早治指南（2022，北京）》推荐将我国 45 岁及以上，且符合下列任一条件者定义为胃癌高风险人群：

　　（1）长期居住于胃癌高发区（高发地区包括辽东半岛、山东半岛、长江三角洲、太行山脉等，高发省份包括辽宁、福建、甘肃、山东、江苏等）。

　　（2）幽门螺杆菌感染。

　　（3）既往患有慢性萎缩性胃炎、胃溃疡、胃息肉、手术后残胃、肥厚性胃炎、恶性贫血等胃癌前疾病。

　　（4）一级亲属有胃癌病史。

（5）存在胃癌其他高危因素（高盐、腌制饮食，吸烟，重度饮酒等）。

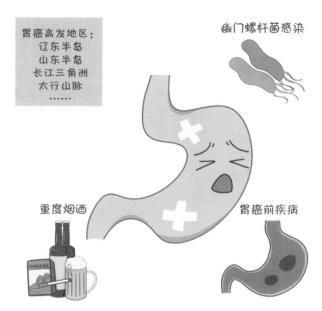

 如何降低胃癌发生风险？

根据《中国人群胃癌风险管理公众指南》，以下方式可降低胃癌发生风险：

（1）戒烟可降低胃癌发生风险：烟草是一级致癌物，烟草中含有上千种有害化学物质。截至 2020 年，全球 95 项相关研究数据的分析结果显示，与从不吸烟的人相比，当前吸烟者的胃癌发生风险增加 61%，曾经吸烟者的胃癌发生风险增加 43%，且男性吸烟所导致的胃癌风险比女性更高。

（2）控制食用盐使用量，降低胃癌发生风险：人体摄入过量食盐会导致胃黏膜损伤和萎缩，增加基因突变的可能性，增加胃癌发生风险。《中国居民膳食指南（2022）》建议成年人每天摄入食盐不超过 5 克，并减少腌制蔬菜、咸鱼等高盐食物的单次摄入量和摄入频率。

（3）限制油炸、烧烤、腌制和烟熏食品的摄入，降低胃癌发生风险：腌制、烧烤、烟熏和油炸等是常见的食物加工方式，然而长期食用这类食品存在健康危害。经熏烤腌制的禽肉、畜肉、鱼肉等，豆制品、蔬菜瓜果经过腌制发酵而制成的腌制食品，是高盐食物的典型代表，这些食品会产生Ⅰ类致癌物 N-亚硝基化合物等。烧烤、油炸等烹饪过程会破坏维生素、蛋白质等营养成分，食物脂肪焦化产生的热聚合反应与蛋白质的结合也易产生苯并芘等高致癌物。

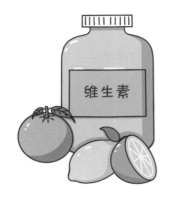

（4）每天摄入足量新鲜的蔬菜水果可降低胃癌的发生风险：新鲜的蔬菜和水果富含类黄酮、维生素C、番茄红素等生物活性物质，具有抗氧化、预防癌症等作用。蔬菜对胃癌的保护作用与其种类有关。韭菜、大蒜、洋葱、葱类及十字花科蔬菜等可以显著降低胃癌发生风险，而腌制蔬菜则与胃癌风险增加有关。《中国居民膳食指南（2022）》建议成年人每天吃蔬菜和水果，每天至少摄入 300 克新鲜蔬菜（深色蔬菜应占一半）和 200～350 克新鲜水果。

（5）保持适量的体力活动可减少胃癌发生风险：体力活动泛指任何由骨骼肌收缩引起的能量消耗的身体运动，包括职业活动（如生产、搬运等）、交通出行（步行、骑自行车等）、家务活动、业余活动等。

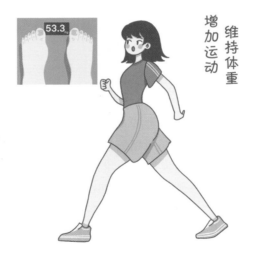

（6）控制体重可降低胃癌的发生风险：肥胖被认为是一种可诱发炎症和致癌的状态，也是一个可改变的致病因素。研究证据表明，身体脂肪分布，尤其是腹部肥胖与多种慢性疾病的发生有关，腹部肥胖对健康的威胁比一般肥胖更大。

（7）戒酒或减少饮酒可降低胃癌的发生风险：酒精摄入与胃癌的发生密切相关。酒精可刺激胃肠道，导致恶心、呕吐、腹痛等症状，引起胃黏膜损伤与出血。同时，酒精对肝脏、神经系统和内分泌系统等也会造成一定的损伤。胃癌风险明显随饮酒量增加而增加，且饮酒对胃癌风险的影响在中国人群中尤其明显。

（8）保持规律饮食可降低胃癌发生风险：规律饮食包括时间和频率两个方面，特指定时定量进食。饮食不规律可导致低血糖、营养不良、肥胖、消化道疾病等。

（9）限制红肉摄入量，增加白肉摄入量，可降低胃癌发病风险：肉类摄入与胃癌发生密切相关。摄入过多红肉可显著增加胃癌的发生风险，而白肉对胃部具有一定保护作用。肉类主要包括畜肉、禽肉和鱼肉等，含有丰富的优质蛋白质，易消化吸收，还可提供矿物质和维生素 B 族等多种营养元素。其中，畜肉是牛肉、猪肉、羊肉等肉类的总称，也称为红肉。禽肉（包括鸡肉、鸭肉、鹅肉等）和鱼肉、虾肉等，也称为白肉。

（10）增加全谷物摄入，减少精致谷物摄入可降低胃癌发生风险：谷物是人类的传统主食，富含大量的蛋白质、脂肪、矿物质、维生素和膳食纤维。谷物家族包括大米、大麦、小麦、小米、玉米、高粱、燕麦和荞麦等。全谷物由胚芽、胚乳和麸皮组成。全麦面包、燕麦片和其他全谷物食品可以归类为全谷物；而经去壳、研磨和抛光等精加工后仅保留胚乳的谷物称为精制谷物，如精米、精麦等。

（11）增加豆类摄入可降低胃癌发生风险：豆类食品主要包括大豆、蚕豆、红豆、绿豆、黄豆和黑豆等，豆类的主要营养成分包括糖类、蛋白质和脂肪等。

（12）保持适宜睡眠时间（7～8 小时/日），降低胃癌发生风险：适当的睡眠是保持身心健康的必要条件。睡眠过短或过长、睡眠障碍（如呼吸异常和失眠等）等与肥胖、糖尿病、癌症等风险增加有关。

（13）适量饮用绿茶可降低胃癌的发生风险，冷茶、温茶以及清茶最佳：茶叶中富含茶多酚等多种生物活性物质，有抗氧化、抗癌等作用，适度饮茶可以调节血脂、血压，降低患脑卒中、结直肠癌等疾病的风险。

编后语　李大爷的故事给我们带来了希望和启示。通过及时的胃镜检查和先进的内镜下治疗，他成功战胜了早期胃癌。复查显示一切正常，这不仅证明了早期诊断和治疗的重要性，也展示了健康生活方式的力量。让我们从李大爷的经历中吸取教训，积极采取预防措施，定期体检，为自己的健康把关。

让我来为您正名：真的不是因为您矫情
——揭秘孕妈妈呕吐不止的原因

王晓丽　寇滦

"大夫，我们又过来住院了，她吐得胆汁都出来了，您想想办法吧！难道孕妇都这样吗？"伴随着这位患者家属的一阵催促，高峰玉主任赶紧带大家来到了病房。

这位眉清目秀的小姑娘名叫小霞（化名），28 岁，花样的年纪，但紧皱眉头、愁眉苦脸。经了解，小霞和她的老公小杰（化名）是大学同学，小霞开朗、善良，小杰被她深深吸引，他们毕业后喜结连理，很快就迎来了两人爱情的结晶。初为父母的喜悦是那样的甜蜜，小霞的老公更是对她恩爱有加、关怀备至，但烦恼却接踵而至。怀孕第 8 周，小霞开始吃什么吐什么，一看见饭就像见到魔鬼一样，在当地医院治疗了一段时间，呕吐没有丝毫好转。他们经多方打听，辗转来到山东省妇幼保健院消化内科。高峰玉主任接诊了该患者，她的化验报告显示尿酮体 4＋，生化指标显示低钾血症，高峰玉主任立即断定患者为妊娠剧吐，即刻给予补液支持治疗，纠正各项紊乱指标。小霞的婆婆听说后，悄悄跑来办公室询问道："主任，我不太清楚您说的是什么病，但是我养了三个孩子，每次怀孕也都吐得很厉害，每次过了那个时间段就好了，需要这么大惊小怪吗？会不会太矫情了？而且孩子那么小，住院用药会不会对孩子不好啊？"

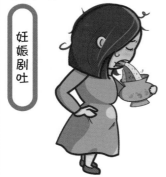

妊娠剧吐

是的，不光小霞的婆婆有这个疑问，此时此刻，病房里的小霞，这位初为母亲的妈妈，也担心地说："我真的很难受，但是我输液会给宝宝带来危害吧！所以我不能住院输液，我要坚持。"看到此情此景，笔者感慨万千。那么，这种情况到底应该怎么办？妊娠期输液对宝宝会不会有影响呢？请接着往下看吧！

 什么是妊娠剧吐？

妊娠剧吐指妊娠早期孕妇出现严重的持续恶心、呕吐，引起脱水、酮症甚至酸中毒，需要住院治疗。妊娠剧吐发生于妊娠早期至妊娠 16 周之间，多见于年轻初孕妇。一般停经 40 日左右出现早孕反应，逐渐加重，直至频繁呕吐，不能进食,呕吐物中有胆汁或咖啡样物质。严重呕吐可引起失水及电解质紊乱,并会动用体内脂肪,使其中间产物丙酮聚积,引起代谢性酸中毒。妊娠呕吐延长且伴有三联症(体重减轻超过妊娠前 5％、脱水、电解质失衡)即可诊断为妊娠剧吐。

 妊娠剧吐有哪些原因?

半数以上妇女在怀孕早期会出现早孕反应,一般认为与人绒毛膜促性腺激素显著升高有关。精神过度紧张、焦急、忧虑及生活环境与经济状况较差的孕妇易发生妊娠剧吐,提示此病可能与精神、社会因素有关。

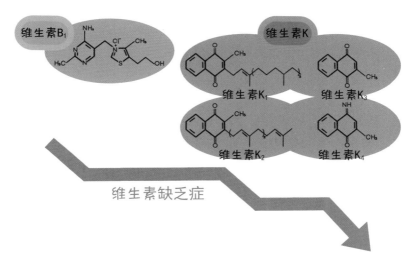

维生素缺乏症

 妊娠剧吐有什么危害?

妊娠剧吐可导致两种严重的维生素缺乏症:

(1)维生素 B_1 缺乏:可导致韦尼克综合征,临床表现为中枢神经系统症状,即眼球震颤、视力障碍、共济失调、急性期言语增多,后逐渐精神迟钝、嗜睡,个别患者发生木僵或昏迷。若不及时治疗,死亡率达 50％。

(2)维生素 K 缺乏:可导致凝血功能障碍,常伴血浆蛋白及纤维蛋白原减少,孕妇出血倾向增加,可发生鼻出血,甚至视网膜出血。另外,妊娠剧吐患者由于营养物质"入不敷出",可极大影响孕妇生活质量及胎儿生长发育,增加住院率;还可导致一些女性出现严重的心理疾病,甚至作出终止妊娠的决定。

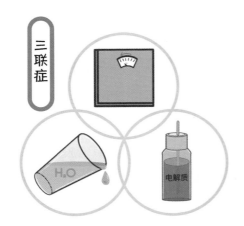

三联症

妊娠剧吐有哪些表现？

其典型表现为孕 6 周左右出现恶心、呕吐,并随妊娠进展逐渐加重,至孕 8 周左右发展为持续性呕吐,不能进食,出现明显消瘦、极度疲乏、口唇干裂、皮肤干燥、眼球凹陷及尿量减少等症状。极为严重者出现嗜睡、意识模糊、谵妄,甚至昏迷、死亡。

经过高峰玉主任向小霞老公及婆婆耐心的解释,家属的担心暂时放下了,小霞纠结的心也安稳了。经过科学系统的治疗,小霞的各项指标很快恢复正常,甜蜜再次回到了这个幸福的家庭。

妊娠剧吐该怎么办呢？

首先,应尽量避免接触容易诱发呕吐的气味、食品或添加剂;避免早晨空腹,鼓励少量多餐,两餐之间饮水,进食清淡干燥及高蛋白的食物;家属应给予患者心理疏导,使患者保持心情舒畅。其次,也是最重要的,就是及时就医,住院补液,补充每日需要能量及电解质、维生素,维持母体生命体征的平稳。

编后语 经过一段时间的系统治疗,小霞顺利度过了妊娠剧吐时期,安全出院。截至本文发稿前一周,小霞的老公非常高兴地向高峰玉主任报了喜讯——小霞顺利生产了 3.5 千克重的宝宝。

"是你们严谨的治疗帮助了我们全家,非常感谢!"小霞老公激动地讲道,听到这,在场的医护人员也倍感欣慰。在此,高峰玉主任再次提醒大家,妊娠剧吐症状严重,后果凶险,但只要及时住院治疗,治疗效果非常好。一般经积极治疗 2～3 天后,病情多迅速好转,仅少数孕妇出院后症状复发,需再次入院治疗。

第三章

Small
intestine
小肠

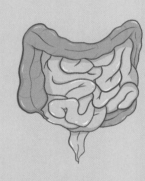

小肠

	12 岁孩子不明原因腹痛， 胶囊内镜查明原因	孙洋馨　杜中华

　　12 岁的小帅（化名）是个品学兼优的好孩子，一直是父母的掌中宝。但是，最近几年，小帅的父母却有了一个心病，因为小帅总是莫名其妙腹痛，与饮食、劳累、情绪关系不大，在学校不定时就出现脐周疼痛，有时候疼痛剧烈，需要到医院急诊止痛，这是什么"怪病"啊？小帅的妈妈也是医务工作者，懂得腹痛分器质性腹痛和功能性腹痛，带着小帅做了超声、CT 等不少检查，都没有大问题。小帅一家辗转于多家医院就诊，也服用了多种药物，但诊断仍不明确，用药效果也不好。最近得知山东省妇幼保健院消化内镜中心不仅有儿童胃肠镜，而且还配有专门检查小肠的儿童胶囊内镜，可实现一站式儿童全消化道检查，小帅及其父母慕名来到高峰玉主任的门诊。高主任仔细检查了小帅的身体，并立即安排了胃肠镜及小肠胶囊内镜相关检查。

　　小帅在专业医生指导下服用清肠药物，并没有不适感，顺利地做完了无痛胃肠镜，又吞服了一颗小小的胶囊，背上一个小小的显示器，用时 8 小时。整个胃肠镜加胶囊内镜用了一天时间就完成了。很快，检查结果出来了，小帅被诊断出患有小肠炎症，一直以来令他和他的家人感到困扰的问题终于有了答案。

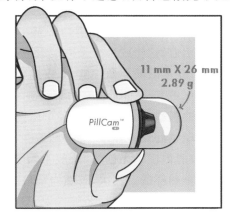

　　后期随访，经过高主任的精心治疗，小帅的腹痛已经完全康复，今年还顺利升入心仪的初中，一家人和和美美，幸福极了。

 　儿童胶囊内镜长什么样？

　　小肠胶囊内镜就是一个小型的"数码相机"，山东省妇幼保健院消化内镜中心采用进口 PillCam® 胶囊式内镜诊断系统,采用的 SB3 小肠胶囊内镜,仅 11 毫米×26 毫米,重量为 2.89 克,只有一颗小蚕豆那么大。小巧的身材里面却是满满的高科技,里面的高清摄像机,拍摄频率为 2～6 帧/秒(自动变帧),拍摄视角为 156°,景深为 0～30 毫米,放大倍率为 8 倍,可连续工作 13～15 小时。

在启动并吞咽胶囊后,它通过胃肠道的蠕动向前移动。在此过程中,摄像机会以每秒 2～6 张的频率拍摄图像,以确保最大限度地发现病灶,而发射机通过传感器,将图像发送到记录仪进行存储。录像胶囊会捕获图像,这些图像最终会呈现给医生,以便医生进行审查和解读。

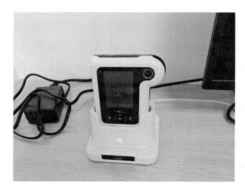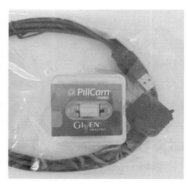

 为什么需要进行胶囊内镜检查?

有文献报道,儿童胶囊内镜最主要的适应证是慢性腹痛,其次为不明原因消化道出血,这与成人胶囊内镜报道一致。慢性腹痛是儿童常见的消化系统疾病之一,在学龄前期及学龄期,发病率可达 10%～20%。慢性腹痛中,器质性疾病原因仅占 5%～10%,常常难以确定病因,传统的检查方法如 X 线、超声等对于小肠的观察有限。胶囊内镜可以全面地观察小肠黏膜,对于发现小肠病变有很高的敏感性和特异性。此外,胶囊内镜对于儿童患者来说也具有许多优势。首先,胶囊内镜是无创的,一般不需要进行麻醉或切口手术,对于孩子们来说,更加安全和舒适。其次,胶囊内镜检查非常简单,只需要患者吞下胶囊,然后自然排出体外。整个过程无须住院,孩子们可以在家中进行检查,不会影响他们的正常生活和学习。

胶囊内镜检查的阳性检出率较高,可以帮助医生准确诊断小肠病变,为患儿提供及时有效的治疗方案。同时,胶囊内镜的阴性结果也能快速排除小肠黏膜的器质性病变,为诊断功能性腹痛提供有力的证据。

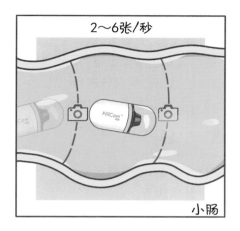

 多大的孩子可以进行胶囊内镜检查?

胶囊内镜是一种无创的小肠检查方法,可以观察整个小肠黏膜,目前已有很多研究证明了胶囊内镜在小肠疾病诊断中的有效性。

2004年,美国食品药品监督管理局(FDA)批准胶囊内镜用于10岁到18岁的儿童;而在2009年,这个年龄范围扩大到了2岁及以上。有报道称,一体重仅为7.9千克的婴儿也成功使用胶囊内镜进行检查。关于胶囊内镜的置入方法,有两种选择:一是患儿经口吞下胶囊,二是经胃镜辅助将胶囊置入小肠。胃镜辅助下置入胶囊多采用全麻方式,术中患者无痛苦,安静配合,成功率高。对于小患儿来说,即使年龄小且不太配合,也不会对胶囊内镜的检查造成影响,家长们不必过分担心。

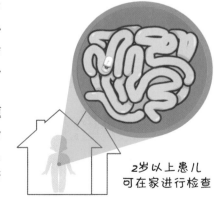

2岁以上患儿可在家进行检查

胶囊内镜检查为儿童患者的腹痛问题提供了一种快速、准确、无创的诊断方法,为儿童的健康带来了福音。我们将继续努力,为更多的儿童患者提供优质的医疗服务,帮助他们早日摆脱腹痛困扰,健康快乐成长。

 小肠胶囊内镜有什么优势?

(1)舒适自如:只需吞服胶囊,检查过程无痛、无创、无导线,也无须麻醉,不耽误正常的工作和生活。

（2）安全卫生：胶囊为一次性使用，有效避免了交叉感染。胶囊外壳采用耐腐蚀医用高分子材料，对人体无毒、无刺激，能够安全排出外。

（3）扩展视野：全小肠段真彩色图像拍摄，检测不留盲区，清晰微观，突破了小肠检查的盲区，大大提高了消化道疾病诊断检出率。

（4）年龄范围广：适用于 2 岁以上无吞咽困难者。

哪些人可做胶囊内镜？

（1）有不明原因的消化道出血，但经胃肠镜检查无阳性发现者。

（2）其他影像学怀疑小肠疾病者。

（3）不明原因的缺铁性贫血。

（4）不明原因慢性腹痛、腹泻、消瘦者。

（5）疑似炎症性肠病、肠结核、小肠肿瘤者。

（6）监控小肠息肉综合征的发展。

（7）检测非甾体抗炎药相关性小肠黏膜损害。

（8）健康管理人群。

何时不推荐做胶囊内镜？

（1）明确或怀疑有胃肠道梗阻，消化道畸形、穿孔、狭窄等，易造成胶囊滞留者；无手术条件或拒绝接受任何腹部手术者。

（2）有严重吞咽困难者。

（3）体内植入心脏起搏器或其他电子仪器者。

（4）妊娠期妇女。

专家小·贴士

　　胶囊内镜作为一种无创、安全且有效的检查手段，为儿童消化道疾病的诊断提供了新的途径。家长在面对孩子长期不明原因的腹痛时，可以考虑胶囊内镜检查。但在此之前，务必咨询专业医生，了解孩子的适应情况，并在专业医疗机构进行胶囊内镜检查。

排气多？腹胀不适？
小心小肠细菌过度生长！

寇滦　孙洋馨　周吉海

2022年9月23日上午，山东省妇幼保健院消化内科门诊来了一位青年男性患者，患者体形偏瘦，面露愁容。通过与患者沟通，我们了解了患者的困扰：患者张先生今年35岁，是一名软件工程师，平常工作压力较大，加上最近刚有了二胎宝宝，比较劳累，半年前出现了腹胀症状，伴排气增多，大便不成形；最尴尬的是，每次开会前就会感到肚子疼，开会没一会儿就得去厕所，而且还不止一次，需要接二连三地去厕所大便，排完便肚子就不疼了。这对他的工作影响很大，领导对此也有很大意见。为了明确原因及缓解症状，张先生也去了好几个医院，吃了好多药，也没有获得明显的效果。2周前，张先生在当地医院做了胃肠镜检查，胃镜检查提示非萎缩性胃炎，肠镜提示所见结肠无明显异常；但上述症状还是没有很好缓解，为了进一步明确诊断，张先生慕名来到山东省妇幼保健院。听了患者的描述，我们考虑其患有功能性胃肠病，为其做了甲烷和氢呼气试验，结果提示小肠细菌过度生长。给予患者相应治疗2周后，腹胀较之前明显好转，最主要的是一紧张就上厕所的问题消失了，张先生的心情也好了很多，工作逐渐回到了正轨。那么，什么是小肠细菌过度生长，什么是甲烷和氢呼气试验呢？

什么是小肠细菌过度生长？

小肠细菌过度生长，是指小肠内菌群数量或菌群种类增多引起的综合征。正常情况下，小肠内应该只有少量的微生物，主要是乳酸杆菌、念珠菌和梭状芽孢杆菌。但如果遇到某种原因（如使用抗生素、胃酸分泌减少、肠动力不足），小肠内的细菌数量会大大增加，造成小肠内异常发酵，发酵产物导致腹痛和腹胀，同时破坏肠道黏膜，导致肠道通透性增加，甚至发生肠漏，

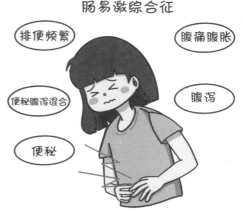

肠易激综合征

排便频繁

腹痛腹胀

便秘腹泻混合

腹泻

便秘

同时会引发一系列全身性疾病。目前，研究认为，很多疾病可能与小肠菌群过度生长有关，如肠易激综合征、炎症性肠病、消化道肿瘤、自身免疫疾病、自闭

症、多动症、精神分裂症、哮喘、慢性疲劳/纤维肌痛、缺铁性贫血、胰腺功能不全、焦虑、抑郁、不良妊娠。

小肠细菌过度生长会导致哪些症状呢?

最常见的症状是腹胀,多于餐后出现,其他症状还有产气、嗳气、消化不良、烧心、恶心、腹痛、便秘、腹泻。小肠细菌过度生长除了会导致上述消化系统症状外,也会对营养素的吸收产生影响。人体发育,行使正常功能所需的各种维生素、矿物质的吸收出现问题,会造成维生素 B_{12} 缺乏、钙缺乏、脂溶性维生素缺乏(维生素 D、维生素 A、维生素 E 和维生素 K)、血糖调节障碍(如反应性低血糖)、缺铁性贫血等。

目前,关于肠道与大脑之间的相互作用也研究得越来越清楚,有肠道问题的人更容易出现抑郁、焦虑等心理问题。对于自闭症群体来说,肠道问题又会导致行为异常。这些症状可能都与小肠细菌过度生长有关。

特殊人群小肠细菌过度生长

门诊上,我们也经常见到孕妇因腹胀、便秘来诊。与普通人群相比,孕妇的肠道菌群更容易发生变化,而肠道菌群紊乱可能会对妊娠结局产生不利影响,并通过干扰母体适应导致妊娠并发症。研究发现,肠道菌群紊乱可以影响受孕、流产和早产。小肠菌群检查对围产期孕妇肠道菌群紊乱、妊娠并发症、妊娠糖尿病和肥胖等代谢性紊乱疾病具有重要的价值。近年来的科学研究也发现,小肠菌群检查对预防新生儿免疫缺陷、自闭症等有积极的帮助。科学研究发现,怀孕时孕妈妈如果有肠道菌群紊乱,会导致孩子发育异常。及早发现孕妇的肠道菌群紊乱,及早非药物调理非常重要。

怎样检测小肠细菌过度生长?

最早期的检测方法是内窥镜检查,吸取近端空肠的小肠液做细菌培养,当每毫升近端空肠抽吸液达到或超过 10^5 个菌落形成单位(CFU)时,即定义为小肠细菌过度生长,这种检测方式是有创的,并且价格昂贵。

2017 年北美共识推荐甲烷和氢呼气试验诊断小肠细菌过度生长。氢呼气试验是指受试者口服乳果糖(10 g)后测定呼出气中二氧化碳、氢气及甲烷水平变化,反映口-盲肠传输时间、小肠细菌过度生长、乳糖不耐症以及胰腺外分泌功能,是检测胃肠道与肝、胰功能的重要手段,是一种简便、无创、可重复的胃肠道动力检测方法,可到达其他试验根本无法完成的检测“盲区”。

甲烷和氢呼气检测技术

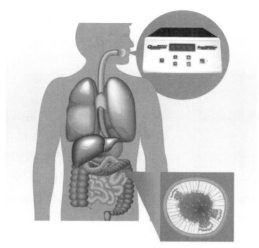

检查小肠细菌过度生长对治疗疾病至关重要

甲烷和氢呼气试验的基本原理是人体不产生分子状态的氢气,也不能产生甲烷气体。我们呼出的气体中的甲烷和氢气全部来自胃肠道的细菌在酵解糖类过程中产生的代谢产物。因此,可以认为,甲烷和氢呼气主要反映与胃肠道细菌和胃肠道对糖类消化吸收有关的疾病。

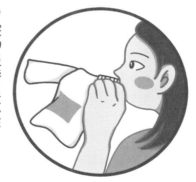

正常情况下,胃肠道细菌酵解糖类后产生包括甲烷和氢气在内的气体,其中有 14%～21%的气体可以通过肠黏膜屏障进入血液循环,经血液循环到达肺泡,通过气体交换呼出体外。呼出气中的甲烷和氢气含量很低,为 ppm 水平。ppm 是英文"parts per million"的缩写,称百万分率,表示百万分之几。当有某些疾病情况时,肠黏膜的通透性发生变化,甲烷和氢气通过率增加,可以达到 50%。正常情况下,小肠内的细菌非常少,因此,甲烷和氢气在小肠段呼出的量很少,当小肠内细菌增加时,临床上称为小肠细菌过度生长,在小肠段代谢产生的甲烷和氢气会增加,甲烷和氢气呼气曲线会明显上升。

 如何治疗小肠细菌过度生长?

目前,对于小肠细菌过度生长,除了积极治疗原发病、消除危险因素外,主要治疗手段还包括抗生素（其中最常用的抗生素是利福昔明，一种肠道非吸收广谱抗生素）治疗、益生菌治疗、饮食调节、使用促动力药物和中医药。

一例奇怪的腹痛
郝娇荣

家住山东日照的冯大爷今年57岁了，每天都步行去工厂上班，干起体力活来感觉浑身是劲儿，也很少生病。近些日子他却莫名其妙地开始肚子疼，还总是恶心，胃口也变得越来越差，体力一天不如一天，稍微活动一下都成了问题。很少去医院的他不得已去了当地医院，做了胃镜，诊断为"胃炎"。于是冯大爷连续吃了一周的药，症状不仅没有缓解，肚子反而疼得更厉害了，还吃啥吐啥，开始便秘，也不放屁了。冯大爷的儿子带他来到了山东省妇幼保健院消化内科高峰玉主任专家门诊，入院后拍了腹部立位平片，提示有肠梗阻，做胃镜发现胃里潴留着很多没有消化的食物，胃发生了严重扭转。肠镜只发现大量粪便，没有发现肿瘤及梗阻表现。

高主任初步怀疑是胃扭转引起的腹痛和便秘，给予内镜下胃扭转复位术及对症治疗，冯大爷的症状得到了明显缓解。但是，消化内科的大夫发现冯大爷的血红蛋白只有85克/升（血红蛋白含量是反映贫血的指标，正常值应大于120克/升），病因不好解释。而且，在其住院的两天里，医生、护士均发现他时不时会出现精神紊乱症状，甚至有时竟然不知道自己住在医院，也认不清周围的物品，有时还打骂家属。医生多次追问家属了解情况，冯大爷儿子怀疑："老人平时酗酒，是不是酒精性肝病或戒酒引起了这些症状？"

带着诸多疑问，高峰玉主任继续搜寻线索。冯大爷儿子的一句话引起了高主任的高度重视，冯大爷平时在电池厂工作，已接触含铅电池2年多了，高主任突然意识到患者可能是"铅中毒"，于是立即安排他进行血铅检测，果不其然，血铅浓度高达1240.25微克/升（小于100微克/升相对安全）。结合患者的铅接触史、血铅明显升高、腹痛、贫血、神经精神症状，考虑冯大爷肚子疼的罪魁祸首应该是铅中毒，谜团终于解开了……

铅中毒是怎么回事？

铅是人类日常生活中常接触到的金属元素，具有熔点低、抗腐蚀力强、塑性好等特点，被广泛应用于化工、蓄电池、冶金、印刷、油漆等领域。另一方面，铅是对人体危害较大的重金属，常悄无声息地对人类健康造成威胁。铅和它的化合物以蒸气、烟尘、粉尘的形式通过呼吸道吸入,也可由消化道吸收进入血液循环后引起中毒,少部分也可由皮肤接触吸收,铅所造成的毒性以呼吸道吸入的毒性最大。铅中毒能够影响人体的神经系统、心血管系统、骨骼系统、生殖系统和免疫系统的功能,从而引起胃肠道、肝、肾和脑的疾病等。

诊断铅中毒,首先需要明确有没有铅接触史,铅蓄电池业是以蒸气和烟尘形式逸散的铅污染行业,上面病例中的冯大爷就是铅电池厂的工人。了解到这点后,高主任结合大爷的临床表现,考虑铅中毒可能。

急性中毒一般表现为恶心、呕吐、阵发性腹部剧烈绞痛,还可能有头痛、血压升高;严重时会发生中毒性脑病(多见于儿童,出现抽搐甚至昏迷);也可能会发生中毒性肝病、中毒性肾病及贫血等表现。慢性中毒多见于有长期慢性铅接触史的职业人群,主要包括神经系统、消化系统和造血系统症状,可表现为腹部绞痛、贫血、手套袜套样感觉障碍等周围神经炎症状、中毒性脑病等。

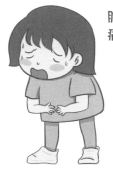

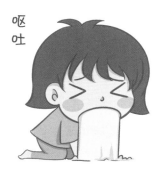

 不容忽视的儿童铅中毒!

儿童在日常生活中接触铅的途径广泛,包括工业污染和生活性污染,如大气铅尘,土壤、水体铅污染,含铅装饰材料,含铅文具和玩具,含铅护肤品及含铅食品等。有相关研究报道,不良的饮食和生活习惯(不勤洗手、经常吃膨化食品、偏食、不常补钙和锌及经常居室装修)是儿童铅中毒发生的高危因素。

儿童铅中毒的危害更大:铅可

含铅护肤品

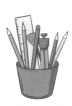
含铅文具

铅毒

工业污染

家装材料

对孩子的神经、消化、血液、生殖发育、免疫等各个系统造成很大损伤。例如，铅可引起大脑皮层活动紊乱而使患儿烦躁，影响孩子脑发育；肠壁肌肉痉挛会导致腹绞痛；干扰血红蛋白合成，致使贫血；还可影响生长发育，导致孩子身高、体重和学习能力落后于同龄儿。

值得注意的是，在铅毒性作用的早期，可能症状不明显，因此容易被忽视。然而，儿童对铅毒性敏感性更高，专家建议，当血铅大于 100 微克/升时，需采取相应治疗。

如何预防和治疗铅中毒？

大家应提高"防大于治"的意识，有针对性地加强预防工作，尽量减少生活性和职业性铅接触。诊断为铅中毒后，应当在医学专业人士的指导下、根据不同的血铅值来制订个体化治疗措施：主要为对症治疗，必要时驱铅解毒治疗（常应用金属络合剂，首选依地酸二钠钙），并注意休息和补充营养。另外，接受治疗的患者还需要定期复查。

专家小贴士

高峰玉主任在此也提醒大家，铅中毒重在预防，职业人群应加强防护，早期诊断、早期治疗，以改善预后，家长也需要注意培养孩子良好的生活卫生习惯。当怀疑铅中毒时，应及时进行血铅、尿铅等相关检测，一旦发现铅中毒，应及时进行科学规范的治疗。

明确诊断后，冯大爷转到职业病医院进行了专业的治疗，病情得到了缓解和控制，高高兴兴出院了。回到家后，他向家人和朋友讲述了自己的这段"传奇经历"，并给身边的亲戚和工友们当起了铅中毒知识的"宣传大使"，让有铅中毒危险因素的人也早点做相关检查，早期接受治疗。

第四章

Colon

结肠

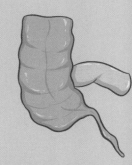

滥用泻药，结肠都变黑了
——这些泻药不能碰！

杜中华　郝娇荣

正常人的每天排便次数多为一至两次，便秘患者多为几天一次。家住济南的李女士今年 67 岁，多年来一直受便秘困扰，顺畅排便只存在于她遥远的记忆中。

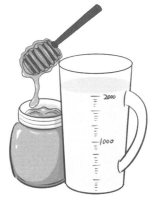

这一天，李女士来到山东省妇幼保健院消化内科门诊，手按着肚子，边走边揉，有气无力地说："高主任，救救我吧！"高主任问她："哪里不舒服？"她满面愁容："我快被憋死了，大便解不下来，天天靠泻药活着，不用泻药肚子胀得难受，五六天也不排大便。刚开始用泻药时，效果还不错，一天一次大便，后来，用药效果越来越差，只能加大用药剂量，严重时必须要配合开塞露或者灌肠。"她继续回忆说："开始便秘时，看过一些文章和视频，也尝试过各种方法来缓解症状，包括多吃蔬菜水果、增加运动量、喝蜂蜜水等，但效果都不明显。后来长期使用芦荟胶囊、排毒养颜胶囊等促排便药，时间长了，用药效果越来越不理想。"她自述："便秘严重时试过偏方——喝香油，每次喝小半瓶香油，也能排得顺畅"。

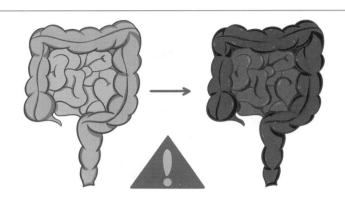

　　现在,李女士因为大便不畅,不敢多吃东西,肚子还越来越大,也休息不好,这让她感到非常痛苦。同时,她特别担心,便秘那么久,是不是得了什么严重的疾病。在子女反复劝说下,李女士来到山东省妇幼保健院消化内镜中心。高主任建议她先做肠镜明确诊断。李女士的肠镜检查结果提示:全结肠黏膜呈黑色或深褐色,黏膜下血管纹理不清,诊断为结肠黑变病。确诊后,李女士接受了高峰玉主任的治疗,半年后复诊时,便秘的情况已明显改善,每1~2天能排便一次,大便也不干结,她也能休息好了,整个人的气色也好多了。

　　近年来,山东省妇幼保健院消化内镜中心接诊了数十例结肠黑变病患者,消化内镜中心的高峰玉主任不禁感慨:滥用泻药、保健药,得病人群明显比以前变多了!

　　结肠黑变病使便秘患者本来就比较烦心的生活"雪上加霜",不仅增加了患者的经济压力,还给患者带来了很大的心理负担。

　　有研究认为,结肠黑变病与结肠息肉、结肠癌的发生有关,可能因为此类患者长期便秘,导致致病物质在肠道内滞留时间延长,刺激肠黏膜上皮细胞增生,反复刺激可导致腺瘤或癌变。虽然目前尚无定论,但仍有必要定期行肠镜检查。

 ## 什么是结肠黑变病呢?

　　据记载,结肠黑变病是这样被发现的:一位慢性腹泻患者死后被解剖,肠黏膜"黑得像墨汁一样",遂命名为结肠黑变病。

　　结肠黑变病是以结肠黏膜色素沉着为特征的代谢性非炎症性病变。研究者认为,本病与滥用泻药有关,尤其与蒽醌类泻药有较强的相关性。蒽醌类化合物不仅存在于致泻的大黄、番泻叶等药物中,也存在于其他中草药中,如黄芪、何首乌等。大量的蒽醌类物质会导致结肠黏膜上皮细胞损伤并进一步凋亡,从而释放出脂褐素;脂褐素被吞噬细胞吞噬,导致色素沉积,使肠壁呈棕褐色或黑色。

 ## 什么是便秘?

便秘是指排便困难或费力、排便不畅、排便次数减少(＜3 次/周)、粪便干结且量少。调查显示,我国老年人便秘人群所占比例高达 15％～20％,女性多于男性,随年龄增长,患病率明显增加。

 ## 为什么会发生便秘?

(1)结肠肛门疾病:先天性巨结肠,疾病引起的肠腔狭窄,出口性梗阻,肛周疾病如肛裂、痔疮,肠易激综合征等。

(2)肠外疾病:神经精神疾病(脑梗死、抑郁症等),内分泌与代谢病(如甲减、糖尿病),药源性疾病(长期大量服用刺激性泻药导致继发性便秘)等。

(3)不良生活习惯:吃得少或过于精细、饮水少,久坐、运动少,排便习惯不良。

(4)社会、心理因素:人际关系紧张、家庭不和睦、心情长期压抑等可使自主神经紊乱,生活规律改变如外出旅游、突发事件影响等。

 ## 哪些药物会导致大肠变黑?

随着生活水平的不断提高,生活环境的变化,人们保健意识的增强,美容、保健逐渐成了我们嘴边的热词,无孔不入的过度夸张的广告趁机蹭上热度。"排毒、美容、养颜""减重、塑身""给肠子洗洗澡""清宿便、润肠道、排肠毒",这些热词潜移默化地影响着我们,成了我们的养生秘诀。蒽醌类泻药或含蒽醌类成分的保健品及减肥美容药等具体包括蒽醌类中药大黄、番泻叶、芦荟等产品,如复方芦荟胶囊、排毒养颜胶囊、三黄片、牛

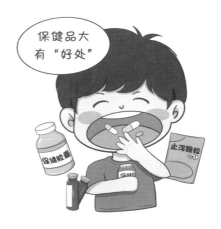

黄解毒片、麻仁润肠丸、酚酞及减肥茶等。为了解决便秘这个令人头疼的问题，被便秘折磨的人会尝试能寻求到的各种办法，便宜显效的蒽醌类泻药便成了便秘者的"刚需"。便秘导致患者进入了依赖蒽醌类泻药排便的恶性循环，长年累月服药，结肠黑变病的病程逐渐加重。

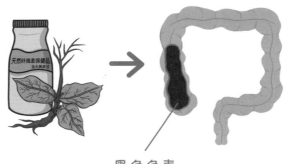

黑色色素

 结肠黑变病患者有什么表现？

　　结肠黑变病无特殊、典型临床表现，其诊断主要依靠行结肠镜检查，通过肠镜镜下表现和肠黏膜活组织病理检测确诊。患者多是因为其他疾病或者行常规体检时，通过肠镜检查发现此病。有专家通过大量的临床病例分析，总结出该病患者常见的临床症状分别是便秘、便秘与腹泻交替、腹痛、腹泻、腹胀、肛门坠胀感、便血、黏液脓血便等。但是，单纯依靠临床症状，医生无法对此病作出诊断。

 如何治疗结肠黑变病？

　　结肠黑变病的致病因素除了滥用泻药，还可能与便秘本身有关。结肠黑变病是一种良性黏膜病变，对便秘予以有效治疗，减少刺激性泻药的使用，可逆转黑变病。因此，伴有便秘的结肠黑变病患者需要首先接受正规的便秘治疗。

　　（1）吃喝靠谱：每日保证 2000～3000 毫升的水分摄入，最好清晨起床后喝一杯蜂蜜水。饮食上需要增加膳食纤维，每日保证水果、蔬菜、五谷杂粮的充足摄入。李女士的偏方为什么有效呢？因为食物中如果含有一定量的油脂，可起到润肠通便的作用。因此，便秘者饮食也不宜吃得过于清淡，适量摄入一些油脂，配合膳食纤维，可以起到事半功倍的作用。

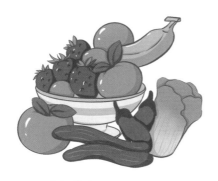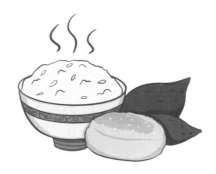

（2）增加体能运动：根据自身情况制订运动量，坚持散步、慢跑、打拳等有氧运动，促进肠道蠕动，还要保证充足的睡眠。

（3）保持心情愉悦：情绪焦躁会使交感神经长期兴奋，抑制胃肠道蠕动，进而引起便秘。

（4）合理应用通便药物：经上述处理无效者可酌情选用通便泻药、促胃肠动力药、温盐水灌肠等方法。泻药大致分为刺激性泻剂（如果导片、番泻叶）、渗透性泻剂（如复方聚乙二醇电解质散、乳果糖）、容积性泻剂（如聚卡波非钙片、小麦纤维素颗粒）、润滑性泻剂（如液体石蜡），需要根据便秘的程度合理选用。

 专家小·贴士

　　山东省妇幼保健院消化内科为每一位顽固性便秘以及结肠黑变病患者制订个体化的诊疗方案，重视宣教，同时结合中医特色诊疗优势，依据"急则治标，缓则治本"的原则，以"补"代"泻"，标本兼治，调养结合，还配合针灸、敷贴疗法，无论是对便秘还是对结肠黑变病的治疗和预防，都取得了良好的治疗效果。

　　便秘患者应早诊断、早治疗、规范治疗、正确选药，切莫滥用泻药、轻信保健药。

28 天婴儿便血，省妇幼小儿结肠镜检查确诊

　　　　　　　　　　　　　　　　　　　　刘柱　周吉海　孙洋馨

　　一提到便血，恐怕很多人都会感到紧张恐惧，胡思乱想，如果是一个刚出生才 20 多天的婴儿便血，父母的焦急情绪可想而知。

　　2018 年 4 月，山东省妇幼保健院儿童消化内镜中心来了一位便血的小患者，他的名字叫阳阳（化名），刚出生不到一个月，安静地躺在母亲的怀里，不哭不闹，眼睛目不转睛地盯着周围的人。经过仔细询问病史，医生了解到了阳阳的情况。两周前，王先生、陈女士夫妇（化名）一家沉浸在喜获二胎的幸福中，享受着亲朋好友的祝福与贺喜。在一次换尿布时，王先生发现黄色糊状大便中混着红色的长条状"不明物"，小两口怀疑是肠道出血。但这么小的宝宝怎么会肠道出血呢？在连续几天的观察中，这种红色的长条状不明物经常出现，小两口陷入了深深的忧虑中，难道这么可爱的宝宝真的会便血吗？怀着忐忑不安的心，夫妇二人立即带着宝宝来到山东省妇幼保健院消化内镜中心寻找高峰玉教授。

　　高峰玉主任接诊了这位小患者，并检查了阳阳的一般情况，发现阳阳没有哭闹、呕吐、发热，没有腹胀、腹泻及贫血症状，肚子上没有摸到腊肠形包块，只看到糊状大便中混杂着暗红色血液样液体，量不多，考虑肠套叠、梅克尔憩室、肛裂等婴儿便血常见疾病的可能性比较小。

　　"结直肠息肉、血管瘤、炎症的可能性很大，只能借助结肠镜检查来确诊！"高峰玉主任对阳阳进行了仔细的体格检查，自己进行了缜密的思考推断，用坚定的语气对阳阳父母说出了上面的话。

　　夫妇俩听到专家建议行结肠镜检查后，询问道："孩子年龄那么小，能做结肠镜检查吗？安全吗？"

　　高峰玉主任耐心解释道："对于我们专业的小儿内镜医师，小儿内镜检查是很安全的，极少有并发症发生，并没有因为年龄小而风险增高。"高主任最终赢得了夫妇俩的信任，同意为阳阳进行结肠镜检查。

　　在王先生的配合下，高峰玉主任娴熟地操作内镜，镜子在肠道中一点点前进，在直肠不远处，大屏幕上闪现出让夫妇俩震惊的图像：肠道黏膜见一大片充血水肿，部分黏膜呈紫红色，散在口疮样溃疡糜烂，并且肠道环周都是这样的表现，整个病变黏膜长约 3 厘米。

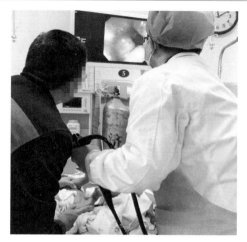

高峰玉主任为阳阳行结肠镜诊查

　　"炎症改变、过敏或感染都可能是导致炎症的原因,建议到儿科住院,灌肠治疗",高峰玉教授在看到病变后,转头对旁边阳阳的父母讲,"建议请新生儿科医生协助,边治疗边观察,必要时再进一步检查,以求对症治疗、对因治疗,这样阳阳才能早日康复。"最后,经过系统治疗,阳阳病情痊愈顺利出院,小两口紧皱的眉头也终于舒展开了。

什么情况下孩子需要做结肠镜检查?

　　很多家长和儿科大夫对小儿消化内镜还不是特别了解,容易产生抵触消化内镜检查的心理。其实,很多小儿消化道疾病必须通过消化内镜才能确诊,如小儿误吞异物、消化道出血、反流性食管炎、结直肠息肉、肠套叠、先天性胆胰疾病、长期慢性腹泻、不明原因腹痛、贫血等。

　　成人消化内镜技术已经成为绝大部分消化疾病诊断的"金标准",也是治疗的首选方法。小儿也会患有几乎与成人相似的消化道疾病,并且多以先天畸形为主,患儿不仅需要诊断,更需要内镜下治疗。当出现以下症状时,我们需要及时正确地选择消化内镜诊疗,降低患儿消化疾病的误诊率,尽早消除患儿病痛。

　　1.便血

　　在小儿便血的诊断中,小儿结肠镜检查是最重要的辅助检查手段,不但可以得到确诊,还可以治疗绝大部分便血相关疾病。小儿消化道出血超过60%的病因是结直肠息肉引起的,其次是结肠炎。息肉是指黏膜隆起、局限性增生而形成的肿物,分为肿瘤性和非肿瘤性息肉。儿童肠息肉多发于2~8岁。一般息肉较大,直径多在0.5~3厘米,90%左右的病理类型为幼年性息肉。儿童肠息肉主要表现为无痛性反复便血,也可表现为反复发作性腹痛、腹泻,甚至有息肉自肛门脱出的表现。结肠镜检查是目前首选的最准确的确诊检查手段,并且可以在肠镜下微创手术治疗,可避免外科开腹手术。另外,腺瘤性息肉、黑斑息肉综合征(P-J综合征)、家族性息肉及多发性息肉等,这些类型的息肉复发及癌变概率较高,应该定期进行结肠镜检查。发现结肠息肉后应及时行内镜下电凝电切术,该手术属内镜下微创手术,具有创伤小、安全有效、患者住院时间短、恢复快等特点,是目前治疗肠息肉的首选方法。

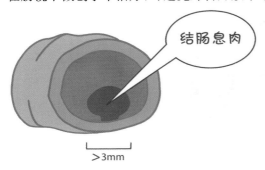

>3mm

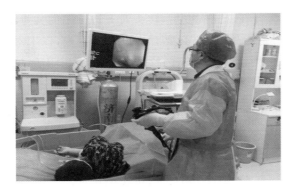

高峰玉主任为5岁男孩行肠息肉切除术

2.慢性腹泻

患者出现排便次数增多或性状改变超过两周,治疗效果欠佳者,需行结肠镜检查以明确病因。

常见的慢性腹泻原因有抗生素相关性腹泻、细菌感染性腹泻、肠结核、巨细胞病毒感染性结肠炎、肠寄生虫感染、炎症性肠病等。其他疾病,如白塞综合征、小肠淋巴瘤、黑斑息肉综合征(P-J综合征)等疾病也需要内镜检查及活组织检查确诊。儿童功能性腹泻的诊断也需要结肠镜检查排除其他器

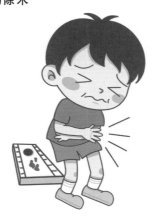

质性病变。乳糖不耐受也是小儿慢性腹泻常见病因,但不建议常规肠镜检查确诊。

3.腹痛

患儿出现反复腹痛、腹泻,甚至便血,需进行结肠镜检查,最常见疾病包括炎症性肠病、小儿息肉、息肉病综合征、过敏性结肠炎以及其他疾病(血管异常、感染性结肠炎)。因腹痛就诊患儿主要检出病变为嗜酸粒细胞性肠炎、肠型过敏性紫癜、炎症性肠病。

专家小·贴士

当父母发现婴儿大便带血时,应马上寻求医生的帮助,最好保留带有血便的尿布,以便医生了解大便与血的关系。特别是当大便内血量较多,血液持续存在或婴儿已经出现皮肤苍白、嗜睡、明显烦躁时,应立即与医生取得联系。总之,对于便血、腹痛、腹泻患儿,进行必要的结肠镜检查可有效明确病变来源,指导下一步治疗。

● ● ● **腹痛、便血,小心缺血性结肠炎!** 周吉海

在山东济南,有一对普通的老年夫妇——王女士和她的丈夫,他们平时过着安静祥和的生活……

王女士今年刚满 56 岁,虽然患有高血压和糖尿病,但身体状况一直还算不错。然而,半个月前的一天晚上,一场突如其来的病痛几乎要了她的命。那天晚上,王女士因为老伴做的晚餐很好吃,便多吃了一些。大约饭后 3 个小时,她突然感到剧烈腹痛,随之而来的是大量血便。老两口吓坏了,赶紧打电话求医。

幸运的是,他们家离山东省妇幼保健院很近,很快,他们找到了消化内镜中心的高峰玉主任。高主任通过询问病史,敏锐捕捉到了疾病的蛛丝马迹,为王女士安排了肠镜检查。结果证实了高主任的猜测,王女士患上了缺血性结肠炎。

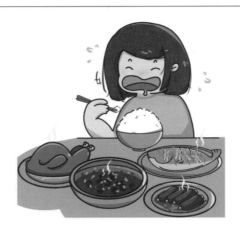

　　经过高主任团队的积极治疗,王女士很快痊愈出院,没有一点后遗症。她和家人都非常感激高主任和医院的医护人员,他们的专业和敬业拯救了王女士的生命。

　　王女士的这次病痛经历让她更加重视自己的健康,也感慨万分,原来生命如此脆弱。她决定更加注意饮食,定期进行体检,同时,她也意识到健康知识的普及非常重要。她决定和家人一起,积极参与健康讲座,将自己的经历分享给更多的人,希望能够帮助更多的人了解和预防类似疾病。

　　从那天起,王女士成了家庭中的健康大使,她和家人一起迎接健康、快乐生活,并且积极参与社区的健康活动,希望能够为更多的人带去健康和希望。

 ## 什么是缺血性结肠炎?

　　缺血性结肠炎也称缺血性肠病,是由血供不足导致的肠道出现一系列炎症性反应和损伤。本病一般发生于 50 岁以上的老年人,致病原因可以是全身性疾病如低血压,也可能由局部肠管的供血动脉狭窄或栓塞所致。大部分情况下,很难发现确切病因。

　　腹痛、腹泻和血便是急性缺血性结肠炎的主要症状,称为缺血性结肠炎三联征。

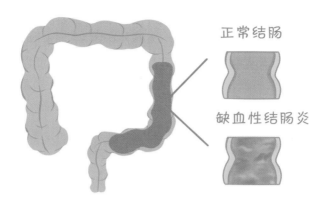

正常结肠

缺血性结肠炎

内镜下缺血性结肠炎表现

 缺血性结肠炎有哪些症状？

缺血性结肠炎的症状取决于缺血的严重程度。最常见的缺血性结肠炎的早期症状包括腹痛、轻度至中度的结肠出血。症状和体征的敏感性：腹痛（78％）、下消化道出血（62％）、腹泻（38％）、体温超过 38 ℃（34％）。体征：腹痛（77％）、腹部压痛（21％）。

 缺血性结肠炎常见吗？

自 1963 年缺血性结肠炎被首次提出后，人们对此病的认识不断提高，发病率呈逐年上升趋势。据估计，每 2000 例急诊入院患者中，有 1 例缺血性结肠炎患者，而且该数值可能被低估。该病更常见于老年人（＞60 岁），我国缺血性结肠炎患者总数的 90％为老年人。

 缺血性结肠炎的病因是什么？

从病因上讲，引起结肠缺血的原因大体可分为两大类：一类为血管阻塞型，另一类为非血管阻塞型。

（1）血管阻塞型结肠缺血：主要是肠系膜血管损伤、动脉硬化、肠系膜血管栓塞或血栓、腹主动脉重建时手术结扎肠系膜下动脉等。

（2）非血管阻塞型结肠缺血：大多为自发性，通常不伴有明显血管阻塞，临床上难以找到引发结肠缺血的明确原因。其中，大部分患者为老年人，在发生结肠缺血性改变后，肠系膜血管造影显示的血管异常可能与临床症状不相符。

有多种原因可以诱发自发性结肠缺血,其中各种原因引起的低血压最为常见,如感染性休克、心源性休克、过敏性休克、神经性休克等,同时伴有心脏病、高血压、糖尿病以及服用可影响内脏血流的药物(如升压药等),可以明显增加结肠缺血的发生机会。肠系膜血供减少会引起结肠缺血;而大范围急性肠系膜血供障碍又可引起明显的不可逆性心输出量减少,从而导致肠系膜缺血的恶性循环。

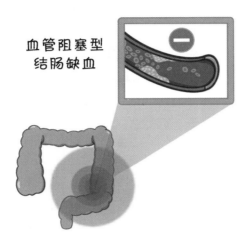

血管阻塞型
结肠缺血

 缺血性结肠炎有什么危险因素?

(1)引起缺血性肠病的主要病理基础是血管本身发生病变。在动脉粥样硬化、血管栓塞以及全身性血管病变等因素的影响下,肠道小动脉会受到影响,导致肠管血液供应不足,引发缺血性肠病。

(2)缺血性肠病还与血液病变有关。长期口服避孕药、严重感染、化疗、放疗,会使得血液处于高凝状态,容易形成血栓和栓子。栓子和血栓一旦堵塞肠道血管,会引发缺血性肠病。

(3)体内循环血容量不足会使内脏血流量下降,从而引发肠道缺血。因此,冠心病、心瓣膜病或心律失常等病症均可能在一定程度上诱发或加重缺血性肠病。

(4)长期便秘或肠管持续痉挛导致肠内压增高。

(5)服用某些血管活性药导致肠系膜小动脉收缩。

(6)一些血管性疾病,如血栓性脉管炎、结缔组织病、弥漫性变态反应性疾病。

如何诊断缺血性结肠炎？

对于可能患有缺血性结肠炎的患者，腹部 CT 是首选的诊断检查。美国胃肠病学会指南建议，在入院的最初几个小时内行 CT；建议在 48 小时内进行结肠镜检查，通过观察黏膜明确诊断。腹部平片或超声检查仅能显示非特异性肠梗阻或肠系膜增厚，在诊断缺血性结肠炎中没有很大作用。

（1）增强 CT：增强 CT 检出率高达 98％，可见肠壁增厚、异常，或肠系膜绞窄、静脉怒张、腹水、肠壁内积气和门静脉气体。这些特征（尤其是肠系膜上动脉和肠系膜下动脉之间的分水岭）的存在将提示缺血性结肠炎的诊断，但不能完全与其他类型的结肠炎区分，同时还可排除腹痛的其他诊断和穿孔等并发症。

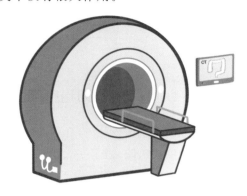

（2）内镜检查：早期内镜检查可通过直接可视化确诊，并帮助区分可采取保守治疗和需要紧急手术的患者。结肠镜检查时观察到的一过性非坏疽性缺血性结肠炎特征包括：点状出血，黏膜水肿、已破裂，节段性红斑，散发性糜烂，纵行溃疡（结肠单条纹征），清晰界定的受累节段。

 如何治疗缺血性结肠炎？

约 80％的患者可以保守治疗，20％左右需要手术治疗。保守治疗包括静脉输液、禁食、胃肠道减压等，应避免使用血管加压药物和停用任何其他可能致病的药物，酌情使用抗生素和糖皮质激素。对于大出血患者，则需外科手术治疗。

经过规范化治疗，大多数患者的临床症状会于 2～3 日内缓解，结肠症状于 1～2 周内痊愈。然而，对于伴有严重并发症的坏疽性缺血性结肠炎患者，死亡率高达 30％！

专家小·贴士

　　最后,专业医生建议,如果突然腹痛、便血,切不可讳疾忌医或盲目就医,一定要到专业的消化内科就诊。因为缺血性结肠炎很容易被误诊为结肠癌或其他炎症性肠病,造成不必要的手术治疗。

不开刀治疗阑尾炎,这操作神了!

周吉海　寇滦

　　山东济南的宋女士,今年53岁了。4年前,宋女士莫名其妙出现腹痛,多年来辗转几家大医院,做了一大堆检查,诊断为功能性腹痛。调节肠道功能的药物吃了一大堆,甚至还吃了一段时间抗焦虑、抗抑郁的药物,都不见效。这可把宋女士折腾坏了,虽然也不是什么大病,但有时疼起来还真要命,严重影响了工作和生活质量。4年来,宋女士瘦了15千克,甚至一度对生活失去了希望。

　　偶然的机会,宋女士来到了山东省妇幼保健院消化内镜中心,见到了高峰玉主任。高峰玉主任对其进行了认真细致的查体,发现宋女士阑尾挤压征阳性,考虑患者慢性阑尾炎可能性大,于是建议宋女士做了阑尾B超。结果显示,阑尾B超没有发现异常。高主任建议患者再复查一下肠镜,顺便于肠镜下检查一下阑尾。果然不出所料,肠镜检查发现,宋女士阑尾开口充血水肿明显。

　　高主任在肠镜头端安装了特制的锥形透明帽,肠镜很顺利地进入了阑尾腔,发现阑尾腔有粪石及脓液残留,于是应用导管对阑尾腔进行了反复冲洗。术后,困扰宋女士4年的腹痛消失了,至今没有再出现。

　　无独有偶。近日,山东省妇幼保健院消化内科高峰玉主任门诊来了一位20岁的女性患者(李女士),询问病史,原来她3天前就出现了腹痛,以右下腹为主,伴大便次数增多。开始疼得不是很严重,就没有处理,腹痛逐渐加重,疼痛难耐才来医院就诊。高峰玉主任为患者仔细查体,患者右下腹有压痛、反跳痛,血常规提示白细胞增高,阑尾超声符合急性阑尾炎超声表现,阑尾腔内见粪石强回声,诊断是由粪石堵塞引起的急性单纯性阑尾炎。高峰玉主任向李女士详细介绍了内镜逆行阑尾炎治疗术,李女士同意了该治疗方案。

高峰玉主任很快给李女士安排了静脉麻醉下肠镜检查,术中发现阑尾口充血水肿,在锥形透明帽辅助下进入阑尾腔,应用导丝和导管对阑尾进行了反复冲洗,冲出了大量脓液和粪石。术后当天李女士即感觉腹痛明显减轻,术后辅以抗生素、补液治疗,李女士的阑尾炎很快获得了治愈。出院时,李女士感叹道:"没想到做个肠镜就把阑尾炎治好了。"

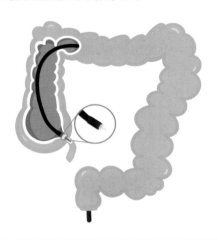

 阑尾炎有哪些常见症状?

转移性右下腹疼痛:发作部位可能在脐周,数小时内疼痛可转移至右下腹,即阑尾所在部位,随即疼痛中心固定于此处,并持续加重。咳嗽、行走、按压阑尾部位都会造成明显疼痛,严重者还可能伴有恶心、呕吐、食欲不振、便秘、腹泻及发热情况。

 慢性阑尾炎易误诊,如何诊断?

因以往医学认识的局限,很大一部分慢性阑尾炎患者被误诊为功能性胃肠病,治疗效果差,造成了医疗资源及药物的浪费。

有研究证明,功能性胃肠病患者中,大约有40％的患者最终确诊为慢性阑尾炎。由于根据症状如腹痛、腹胀、恶心、呕吐、便秘、腹泻等,很难将功能性胃肠病与慢性阑尾炎区别开来,虽然一部分患者通过超声、CT 等可以发现阑尾炎性改变和阑尾腔内结石,但多数患者无阳性发现。这时候,就要进行详细的体格检查,阑尾挤压征阳性就是一个最重要的体征。

所谓阑尾挤压征阳性,就是在按压脐周有压痛,然后再按压麦氏点周围有压痛后,再次按压脐周,原有疼痛减轻或消失。最后,再有目的地对相关患者进行肠镜下阑尾腔内检查,就能确诊大部分的慢性阑尾炎患者。

 ## 阑尾炎如何治疗呢?

对于阑尾炎的治疗,在现代外科诞生的 100 余年历史中,阑尾切除术一直作为治疗阑尾炎的"金标准"而存在。随着近年来医学和生理学的深入研究和发展,人们发现阑尾并非是一个无用器官,而是一个具有免疫功能的淋巴器官,其参与了 B 淋巴细胞的产生和成熟;而阑尾黏膜上皮细胞尚可分泌少量黏液和免疫蛋白,具备保护机体内正常菌群、抑制外来致病细菌侵入的生理功能。

内镜逆行阑尾炎治疗(ERAT)是经结肠镜向阑尾腔内插管,造影确认管腔内存在粪石梗阻后,以取石网篮及球囊取出腔内粪石,或者单纯应用导管冲洗出阑尾腔内粪石的技术。

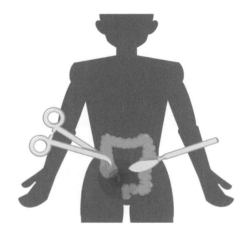

 ## 与阑尾切除术相比,ERAT 技术有什么优势?

(1)内镜下阑尾插管行阑尾腔减压后,患者疼痛症状迅速缓解,患者可以立即恢复日常的活动,避免外科手术后的切口疼痛。

(2)ERAT 技术创伤小、体表无疤痕,操作快捷、方便。初步临床结果显示,患者无出血、穿孔及阑尾周围脓肿形成等并发症。ERAT 技术将来可以在门诊开展,可节省医疗资源。

(3)ERAT 技术保留了潜在的阑尾生理功能。

相对于药物保守治疗，ERAT 技术有什么优势？

（1）伴有阑尾粪石的急性阑尾炎患者占相当大的比例，但这一类患者不宜作为药物保守治疗的对象，而 ERAT 属于内镜下微创治疗，伴有阑尾粪石的急性阑尾炎是 ERAT 的最佳适应证。

（2）保守治疗选择的广谱抗生素，无疑增加了抗生素耐药和艰难梭菌感染的概率。

内镜下阑尾炎治疗术对于粪石进入阑尾管腔内导致的阑尾管腔不畅而造成的急慢性阑尾炎及阑尾周围脓肿均有良好的疗效，可以快速、有效解除梗阻，消除炎症，缓解腹痛症状，并大大缩短阑尾周围脓肿治疗的周期，不开刀，不切除阑尾，可保留阑尾的潜在免疫功能，治疗后恢复迅速、体表无疤痕，避免了传统开腹及微创手术的并发症。在为患者提供更多治疗选择的同时，也为部分特殊人群（儿童、老年人、爱美人士等）提供了非手术治疗方法。

 如何预防阑尾炎呢？

（1）规律排便：保持排便规律，避免便秘。

（2）合理饮食：合理膳食，保证营养，一日三餐，规律饮食。

（3）及早就医：小儿及老年人阑尾炎症状通常不典型，若有腹部不适，建议尽早就医。

（4）加强体检：对于消化道肿瘤高发人群，建议定期体检。

 专家小·贴士

面对阑尾炎，内镜逆行阑尾炎治疗术提供了一种微创、无须手术的治疗方案。通过肠镜插管清洗阑尾腔，可以有效缓解疼痛，迅速恢复日常活动，且体表无疤痕。此技术尤其适合粪石堵塞引起的急性阑尾炎患者，以及注重体表美观或有特殊需求的人群。预防阑尾炎，应保持规律排便，合理饮食，及时就医，并定期体检。

长期腹泻、便血，有可能是这种病！

周吉海　郑文文

　　山东济南的王大姐今年 49 岁了，6 年前有一次过度劳累、受凉后，出现了腹痛、腹泻、便血症状，当时以为是急性胃肠炎，就断断续续地服用止泻药及抗生素治疗。但她的症状总是不缓解，于是她去了各种小诊所，诊断为慢性肠炎，中药、西药吃了一大堆，病情时好时坏，症状始终没有根除。如今大便每天 10 余次，伴有大量脓血，王大姐实在忍受不了了，经人介绍来到了山东省妇幼保健院消化内科高峰玉主任门诊，高峰玉主任很快为王大姐安排了肠镜检查。结果出人意料，王大姐整个肠道弥漫性充血水肿、糜烂，遍布溃疡，"重度溃疡性结肠炎，可能合并巨细胞病毒、EB 病毒感染！"高主任确定地说。当天，高峰玉主任就为王大姐安排了激素、美沙拉嗪等一系列治疗，一周以后，王大姐腹泻次数及脓血便明显减少。

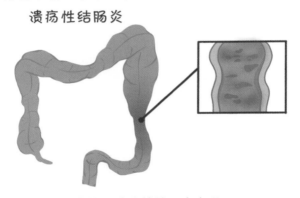

内镜下溃疡性结肠炎表现

　　相似的情况还发生在了李大叔身上，他被便血困扰了很多年，曾于外地医院做肠镜检查，诊断为"溃疡性结肠炎"。于是他断断续续应用各种药物治疗，病情时好时坏，十多年了，黏液脓血便就没有停过。近半月，李大叔因为一次感冒，黏液脓血便突然加重，每天发作 10～20 次，拉得整个人都虚脱了。多方打听下，李大叔来到山东省妇幼保健院，找到高峰玉主任。高峰玉主任了解患者病情后，很快为李大叔完善了包括肠镜在内的各种检查。高峰玉主任同省内炎症性肠病专家商议后，为患者施行了激素联合生物制剂的治疗方案。3 天后，患者症状明显缓解，大便也变为了一天 3～5 次，大便里的脓血也较前明显减少。

　　许多人都不了解溃疡性结肠炎到底是什么病，也不了解这种病到底严不严重。那么，反复腹痛、腹泻，甚至便中带血，是不是就是溃疡性结肠炎呢？

什么是溃疡性结肠炎？

溃疡性结肠炎是一种慢性非特异性炎症性肠道疾病，病因目前并不明确，由于溃疡性结肠炎的暴发是伴随着社会经济的发展出现的，人们推测溃疡性结肠炎与城市化、饮食结构西方化有关，更进一步说，可能与环境的改变、冰箱的使用、各种甜品和精糖食物的增加、各类食物添加剂的应用有关。

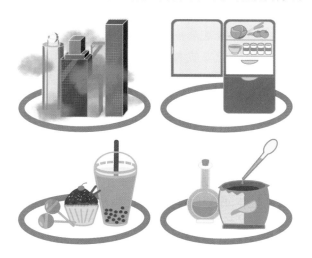

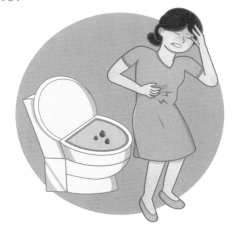 ## 溃疡性结肠炎有哪些具体表现？

本病临床表现为持续或反复发作的腹泻、黏液脓血便伴腹痛、里急后重和不同程度的全身症状，病程多在 4～6 周以上，可有皮肤、黏膜、关节、眼、肝、胆等肠外表现。

具体来说，消化系统表现包括腹痛、腹泻、黏液脓血便、腹胀、里急后重、食欲不振、恶心、呕吐等；全身表现包括发热、消瘦、贫血、低蛋白血症等；肠外表现包括关节损伤（如外周关节炎、脊柱关节炎等）、皮肤黏膜表现（如口腔溃疡、结节性红斑和坏疽性脓皮病）、眼部病变（如虹膜炎、巩膜炎、葡萄膜炎等）、肝胆疾病（如脂肪肝、原发性硬化性胆管炎、胆石症等）、血栓栓塞性疾病等。溃疡性结肠炎患者可有以上表现的一种或几种。

如何治疗溃疡性结肠炎？

溃疡性结肠炎是一种不能完全治愈的疾病，其一大特点是反复发作。因此，其治疗应以实现疾病缓解和长期疾病管理为目标，其中疾病缓解不仅要求达到临床缓解，还要求达到内镜下缓解，而长期疾病管理目标为预防残疾、结肠手术和结直肠癌的发生，维持患者正常的生活。

溃疡性结肠炎治疗主要包括氨基水杨酸制剂、糖皮质激素、免疫抑制剂以及生物制剂等。其中，首选氨基水杨酸制剂进行治疗；对氨基水杨酸制剂反应不佳者，可考虑加量或应用糖皮质激素；免疫抑制剂适用于糖皮质激素无效或依赖者；而当激素和免疫抑制剂治疗无效或激素依赖或患者不能耐受上述药物治疗时，可考虑生物制剂治疗。

目前，我国获批用于炎症性肠病的生物制剂分别是英夫利昔单抗（类克）、阿达木单抗（修美乐）、戈利木单抗（欣普尼）、乌司奴单抗（喜达诺）、维得利珠单抗（安吉优）以及 JAK 抑制剂乌帕替尼；另一种 JAK 抑制剂托法替布在我国未获批，但美国 FDA 已批准将其用于中重度溃疡性结肠炎。近年来，也有相应的国产制剂上市，疗效同样可靠，价格亲民，使用方便。生物制剂既可用于 5-氨基水杨酸制剂无效，或糖皮质激素依赖型的中重度溃疡性结肠炎的升阶梯治疗；也可用于降阶梯治疗，即先使用生物制剂，可早期抑制异常的全身和肠道免疫反应，起到持续无激素缓解作用，之后再进行降阶梯，使用其他药物维持治疗。

 ## 溃疡性结肠炎患者在饮食上需要注意什么？

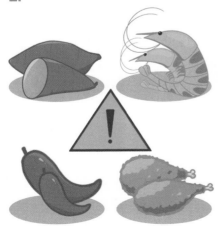

溃疡性结肠炎患者饮食应以清淡、易消化、少油腻为基本原则。

（1）少吃粗纤维食品：大量的粗纤维食物会刺激肠道，影响营养物质吸收，应尽量限制食物纤维。

（2）慎吃海鲜：中医将海鲜列为"发物"，海产品中的某些蛋白质易引起过敏，加重炎症反应。

（3）忌刺激性食物：辛辣刺激性食物会对胃肠道造成不良刺激，如辣椒、芥末、酒精等刺激性食物,少吃生姜生蒜。不要食用过冷、过热食物。

（4）不宜吃油腻食物:少吃油炸油煎类食物,烹调菜肴时应尽量少油,常采用蒸、煮、炖、氽等方法。

专家小·贴士

最后,专业医生提醒您,对于这样慢性、难治性、反复发作性的疾病,临床治疗缓解后维持缓解,获得持久、长期疗效,改变长期结局,对于患者和临床医生而言都十分重要。因此,预防复发是另一重要治疗措施。患者朋友们需要注意:不要突然停药或药物减量;不要使用某些导致肠道菌群失衡的药物(如抗生素);不要吃容易引起过敏的食物,如不生吃海鲜等;避免长期劳累、紧张,压力不要太大。女性患者怀孕前后应及时联系自己的诊治医师,合理调整药物的应用。

警惕结肠上的"隐形空间"——结肠憩室

桑素珍

2022年9月22日,高峰玉主任门诊上来了一位腹痛患者,身高1.8米以上,体形中等偏胖,看起来是一位壮实的中年汉子,但却见他双手捂着肚子,疼痛难忍。仔细询问其病史,患者腹痛只有两三天时间,也没有特殊的诱因。高主任仔细给他查了查体,发现他左侧腹部有明显压痛及反跳痛。

那么是什么原因引起了腹痛呢?是泌尿系结石还是肠道炎症?高主任首先为患者安排了超声检查,包括泌尿系和肠道超声检查。尽管超声对于肠道的敏感性不高,但这种检查具有方便快捷的优势,能为临床医生提供快捷的证据支持。超声检查结果显示,泌尿系统没有异常,但肠道超声考虑到了结肠憩室炎的可能性。

高主任立即安排该患者入院接受诊疗。首要措施是进行抗感染治疗,因为若感染得不到控制,炎症可能会进一步恶化,甚至导致穿孔和腹腔内感染,进而增加治疗难度。其次,还需要进行进一步的肠镜和腹部CT检查,肠镜可以清晰观察到结肠憩室炎症情况,而 CT 则有助于评估肠管外部和腹腔内的情况。

患者在接受充分肠道准备后进行了肠镜检查,结果显示,结肠存在多发憩室,其中一个憩室已出现溃疡,这解释了患者剧烈腹痛的原因。若溃疡继续发展,可能造成穿孔。因此,我们进行了适当的抗感染治疗。经过 1 周的治疗,患者的腹痛完全缓解,治愈后顺利出院。

 什么是结肠憩室?

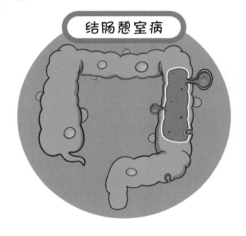

结肠憩室是指结肠黏膜经肠壁肌层缺损处,向外形成囊状突出的病理结构。多个憩室的存在则称为结肠憩室病。结肠憩室病在欧美地区较常见,高龄发病率可达 50%～65%。

通俗点讲,我们可以把肠管看成是橡胶轮胎,轮胎某处变薄,在压力作用下鼓了一个包,这个包就是憩室。从肠管内侧来看,肠壁上会有一个明显的凹陷,直径从几毫米到几厘米,里面可能会嵌顿粪便。但有时,在腹腔压力作用下,这个包也会向内鼓,这时从肠管内侧观察,就有可能被误认为息肉或囊肿。

 有哪些形成憩室的原因?

一般认为,憩室的发生可能同时受到体质、遗传、外在环境和营养因素的影响。若肠壁结构异常、基因缺陷、低纤维饮食、并存结肠过敏性炎症、习惯性便秘、肠易激综合征、肠道慢性梗阻及炎性肠病等因素综合作用引起肠腔内压力变化,肠壁结构和运动能力出现改变,从而导致结肠憩室及其他并发症出现。

例如:①长期低纤维饮食导致便秘,肠腔内压增高;②结肠壁上营养血管穿过的小孔,只有环肌维持肌张力,是形成憩室的薄弱点;③老年人肠壁肌力减弱,易形成憩室,随着年龄增长,其发病率逐渐增加。

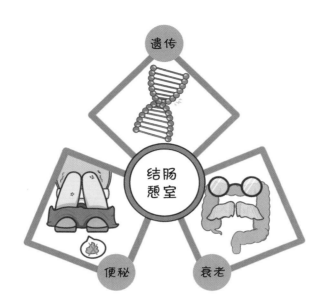

遗传

结肠
憩室

便秘 衰老

 结肠憩室有什么临床症状?

大多数结肠憩室患者无症状,仅 10% 左右可能会有症状,可表现为腹痛、便血等。

结肠憩室合并急性感染,称为急性结肠憩室炎,可出现腹痛、腹泻、发热等表现。按有无并发症可分为:①急性单纯性结肠憩室炎,约 85% 为无并发症的急性单纯性结肠憩室炎。②急性复杂性结肠憩室炎,约 15% 为出现脓肿、穿孔、瘘管和肠梗阻等并发症的急性复杂性结肠憩室炎。

结肠憩室内血管损伤,可导致出血、便血等表现,严重时可能会发生失血性休克。

 如何治疗结肠憩室病?

(1)急性单纯性结肠憩室炎患者需要抗感染治疗。

(2)急性复杂性结肠憩室炎保守治疗无效时需要手术治疗。

(3)结肠憩室出血可在内镜下找到出血位置并及时止血,出血严重时需要输血及手术治疗。

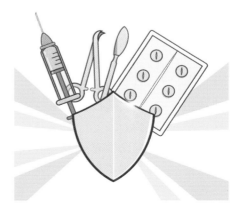

专家小·贴士

　　肠镜检查是诊断结肠憩室病最有价值的手段。如果您出现了不明原因的腹痛、便血等症状,结肠憩室炎或结肠憩室出血是可能的原因,不能忽视。

胃肠镜,生命的守门员——确诊一例24岁孕晚期结肠癌患者有感

桑素珍　孙洋馨　刘柱

　　那天,我像往常一样在内镜室,听着监护仪滴滴的声音,仔细地操作着每一例胃肠镜检查。上一台检查结束后,护士接入了一个年轻患者,二十来岁的样子,她肚子隆起,看起来像一个孕妇。

　　我立马重视起来,因为孕期胃肠镜是不得已才做的检查,尤其是肠镜,因为肠镜检查可能会导致流产;肠道准备也会有脱水与水、电解质紊乱风险。

　　我仔细地翻看了一下她的病历,让我大为震惊:24岁女性,妊娠27周,1周前刚在妇科做了卵巢肿瘤切除,术后病理显示此肿瘤为恶性肿瘤,但并非卵巢原发,考虑来源于肠道。

　　这就是她来消化内镜中心的原因——明确原发恶性肿瘤到底来源于胃肠道的哪个部位。而一旦考虑结直肠癌,妊娠期的肠镜也是必须做的。想到这,我在心里默默赞许了这位患者的选择,以及同事们为患者建议的诊疗方案。

　　我走到检查床旁边,检查着患者。她面露忧愁,眼角还能看到点点泪光。我发现她肚皮上有明显疤痕,应该是10天前的卵巢手术留下的。

　　胃肠镜检查必须要做,但是在清醒状态下做还是在全麻状态下做呢？全麻就是静脉麻醉,就是让患者"睡一觉,胃肠镜就做完了"的麻醉方式。通常情况下,我们只会给孕妇做普通胃肠镜,因为静脉全麻有可能造成中枢神经系统过度抑制,引起血压下降、心率减慢等不良后果,麻醉药物还可能会通过胎盘屏障影响胎儿。

　　术前,麻醉医生充分为患者进行了麻醉评估,并与患者及家属进行了有效的沟通,在经过了艰难的抉择后,他们最终选择了全麻,因为"保大人"是符合医学伦理的。

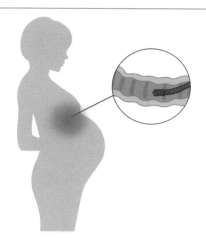

　　麻醉医生缓慢地向患者静脉里推注着麻醉药物,我看着她闭上眼睛安静睡去,眼角的泪水逐渐干去。然后我和贾莉大夫开始了这一例胃肠镜检查,不到 5 分钟,胃镜就做完了,胃镜检查结果显示,只有轻度胃炎。

　　紧接着,我们开始进行肠镜检查,镜头在患者的肠道里缓慢向前移动,所有人的目光都在盯着肠镜传输回来的肠腔图片,在距肛缘 15 厘米处,突然一个画面闪现出来:巨大环周占位性病变。病变已致肠腔狭窄,无法继续进镜。

　　这已经是结肠癌晚期了,肿瘤已经长到无法在内镜下被切除的地步了。我们取了组织做活检,后续的治疗方案的制订会是特别棘手的问题。

为什么不早点做胃肠镜检查?

　　这时候,我们难免生出疑问,这位孕妈妈为什么不在孕前完善胃肠镜检查呢?结直肠癌发展过程中,身体一般都会有"求救信号"呀?比如:

　　(1)大便习惯改变:腹泻、便秘、便秘与腹泻交替出现、大便变细等。

　　(2)腹痛:部分患者以腹部隐痛为首发或突出症状,另有一些患者表现出不完全肠梗阻的症状,如腹部阵发性绞痛、伴腹胀、排气和排便不畅。

　　(3)黏液便或黏液脓血便:血色暗红,通常与粪便混在一起,便意频频,有时只解出一些血或黏液,而无粪便。

　　(4)贫血、低热、乏力、水肿、不明原因的消瘦等全身症状。

　　后来我询问患者孕前有无相关症状,她回答道:"有便血,当时以为是痔疮。"这是一个太熟悉的答案了,临床上有太多这样的案例了,所以在工作中,我反复告诉患者,一定不要"误会"痔疮,很多结直肠癌就是被当成痔疮误诊了。

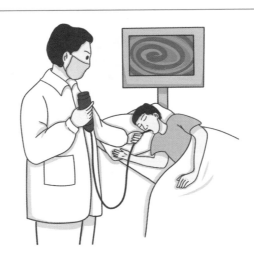

　　虽然是老生常谈，但胃肠镜检查真的很重要！消化系统就像我们生命的一扇门，门外的营养经过吸收才能进入身体。而胃肠镜检查就是这扇门的守门员，它能帮助我们及时发现问题，防患于未然。

 结直肠癌如何筛查？

　　结直肠癌是我国常见的恶性肿瘤之一，根据国家癌症中心公布的最新数据，2022 年中国结肠癌新发病例 51.7 万例，占全部恶性肿瘤发病的 10.7％；由结直肠癌导致的死亡病例达 24 万例，占全部恶性肿瘤死亡的 9.3％。在临床上，超过 80％ 的结直肠癌患者被确诊时已经处于中晚期。结直肠癌的预后与"三早"（早发现、早诊断、早治疗）密切相关，早期结直肠癌 5 年生存率可达 90％ 以上，极早癌几乎可 100％ 治愈，而发生远处转移的晚期结直肠癌 5 年相对生存率仅为 14％。因此，定期筛查、及时检查很重要。那么，目前有哪些临床上开展的结直肠癌筛查方法呢？

粪便DNA检测

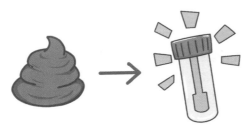

　　（1）粪便检测：粪便检测是最简便的方法，分为两大类，一类是粪便潜血实验；一类检测上皮细胞分子标记，即粪便 DNA 检测。

　　1）粪便潜血试验：即 FIT 试验，是通过特异性的抗体检测粪便标本中的人体血红蛋白,进而提示可能的肠道病变。研究结果表明,FIT 筛查可以降低 52％的结直肠癌死亡率。可每年或每 2 年进行粪便潜血试验以筛查结直肠癌,如出现阳性结果,可进行结肠镜检查。推荐意见:FIT 适用于结直肠癌筛查,其对结直肠癌诊断灵敏度较高,但对癌前病变灵敏度有限。

2)粪便 DNA 检测:即多靶点粪便 FIT-DNA 检测,通过实验室技术检测粪便脱落细胞中的 DNA 突变,并联合 FIT 形成个体综合风险评分,将综合风险评分超过预设阈值的受检者定义为高风险人群,需要进行肠镜检查。2014 年一项多靶点粪便 FIT-DNA 检测通过了美国食品药物监督管理局审批,并被美国的结直肠癌筛查指南推荐用于结直肠癌筛查。目前,中国也有多靶点 FIT-DNA 检测产品获得国家药品监督管理局批准。但相关多靶点 FIT-DNA 产品在我国人群结直肠癌筛查中的适用范围以及长期筛查效果仍有待进一步大样本人群研究证实。此外,多靶点 FIT-DNA 检测成本较高,且需要中心实验室检测,在大规模人群结直肠癌筛查中的应用尚不成熟,目前仅推荐倾向于非侵入性筛检技术且有检测条件的受检者使用。推荐意见:多靶点粪便 FIT-DNA 检测在特定条件下可用于结直肠癌筛查,其对结直肠癌和癌前病变具有一定的筛检能力。

粪便检测的优点是简便、安全、经济,并且在结直肠癌普查中成效显著,但缺点是缺乏高度的准确性,因此仅仅作为初筛手段,适用于无法接受肠镜检查的人群。

(2)电子结肠镜检测:电子结肠镜检查是最有效的方法,医生将一根细长可弯曲的前端带摄像头的仪器,从肛门伸入大肠,影像通过光纤传输到显示器上,医生在高清镜头下完整地检视整个结直肠的情况。电子结肠镜检测可以展现肠道黏膜的真实颜色,可以观察血管、T 黏膜的细微变化等。一个有经验的医生对息肉的检出率可达 95％以上,早癌检出率大于 96％;可以分辨 1～2 毫米的病变;并且可以一并切除发现的息肉,对于可疑病变,可以取组织活检进一步明确病理诊断。因此,推荐意见:结肠镜是结肠癌筛查的"金标准"。

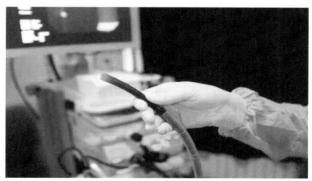

但是,由于受肠道准备、医生经验、设备等因素的影响,也会发生漏诊现象。目前,大部分医院都能开展无痛肠镜检查,患者可在无任何痛苦的情况下轻松完成检查。

(3)仿真结肠镜:仿真结肠镜是最安全的方法,即结肠 CT 成像技术,是指受检者在经过肠道准备后,用气体充盈清洁的结肠,然后进行全结肠的仰卧位及俯卧位薄层 CT 扫描,对获得的二维图像进行三维重建,从而生成类似于肠镜伸入肠道之内检查的三维影像,并以此来检查潜在病灶的技术,因此又称为"仿真结肠镜"。研究显示,仿真结肠镜对结肠癌的检出率为 100%,对 1 厘米以上的息肉的检出率为 91%,对 6~9 毫米的息肉的检出率为 82%,对 5 毫米以下的息肉的检出率为 55%。

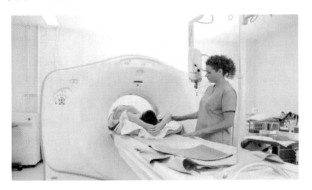

仿真结肠镜优点是无创无痛、方便安全,癌筛灵敏度较高,其射线的辐射量低于钡灌肠检查;但也存在一些缺点:检查费用较高,对小于 5 毫米的息肉和扁平息肉的漏诊率高,能够开展此项检查的医疗机构不多。推荐意见:结肠 CT 成像技术在特定条件下可用于结直肠癌筛查,对结直肠癌和癌前病变具有一定的筛检能力。

肛门指检

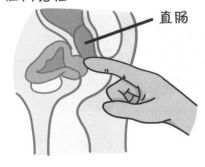

直肠

(4)肛门指检:肛门指检是最直接的方法,指医生戴上手套,用一个手指头伸进患者的肛门,以检查局部疾病的一种方法。准确的肛门指检大致可以确定距肛缘 7~10 厘米的肛门、直肠有无病变和病变的性质。直肠癌有 2/3 发生在手指能够摸到的地方。值得注意的是,直肠癌延误诊断的病例中,约 85% 是由于未做肛门指检。

它的优点是简单、直接、有效,缺点是由于只能检查中低段直肠,可作为直肠癌的筛查手段之一。但对于全结肠筛查,还是建议以结肠镜为主要手段。

结合临床,粪便潜血实验配合结肠镜检查是简便、安全、经济、诊断率高的黄金组合。

专家小贴士

> 肠镜检查是发现结直肠癌的重要手段,不应忽视其重要性。专家建议,公众应重视大便习惯的改变、腹痛、便血等潜在信号,及时就医。定期进行粪便潜血试验和肠镜检查,有助于早期发现结直肠癌,提高结直肠癌治愈率。

消化科医生告诉您:
如何让您的肠道不那么容易激动

桑素珍　周吉海　刘柱

山东济南的王大娘老两口,今年都 70 多岁了,平时身体还算硬朗,闲来无事时夫妻俩会去爬爬山、打打太极拳,生活过得还算滋润。可是,从今年 2 月份开始,也不知道是吃坏了东西还是别的原因,说来也巧,老两口同时"摊上事"了。

王大娘最近肚子总是胀得很难受,似乎积了一肚子气,吃不了多少东西就感觉胃里满满的,还时不时打嗝,总是没说几句话就被打嗝中断,令她尴尬不已。老爷子更是尴尬,他最近肚子经常闹情绪:说痛就痛,想拉就拉,随时随地可能出状况。有一天晚上,他陪王大娘和孩子们在电影院看电影,急得竟连门外的洗手间都赶不及去……为了这件烦心事,半年内,老两口结伴去了好几家医院,胃镜、肠镜、胶囊内镜、强化 CT、抽血化验都做了,一点问题也没有,药也开了不少,吃吃停停,可总是感觉效果不佳。最后,经人介绍,老两口来到山东省妇幼保健院,找到了消化内镜中心高峰玉主任医师。高主任经过详细的问诊及体格检查,初步断定两人应该是得了肠易激综合征。经过对症治疗,两周后,老两口的症状基本得到了缓解。

高峰玉主任医师的门诊上还碰到过另一位因为功能性胃肠病而备感烦恼的女士，她叫谢静（化名），今年 42 岁。经了解，她是一名公务员，在工作上非常有上进心，单位上的人都戏称她为"拼命三娘"，熬夜加班是常事。去年她受到提拔，担任重要部门的负责人，需要经常出席一些会议并发言。但每次发言前，她都会手心冒汗、心跳加速，进而肚子一阵绞痛，总要去趟卫生间才能缓解。谢静因此一脸愁苦地来到高主任门诊，诉说："我为此十分苦恼，心情也一度变得抑郁，工作也受到了很大影响。"高主任建议她做胃肠镜、CT、抽血检验等，排除器质性病变（肿瘤/炎症）后，诊断为肠易激综合征。高主任给了她对症治疗及生活方式调整的建议，经过一段时间的调整，她的工作生活总算恢复如常。

 什么是肠易激综合征？

所谓肠易激综合征，就是因为各种原因导致的胃肠道肌肉不正常收缩，从而引起的腹痛不适和排便异常。肠易激综合征可以说是暂时的胃肠道功能异常，就好像电器一时的接触不良（脑-肠轴紊乱），电器本身并没有损坏（无胃肠道器质性疾病）。

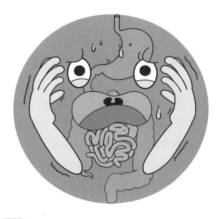 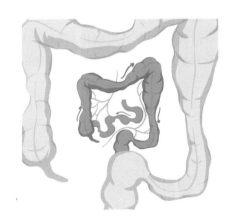

 肠易激综合征有哪些表现？

肠易激综合征起病隐匿，症状反复发作或慢性迁延，病程可长达数年至数十年。症状主要包括腹痛、腹胀、腹泻、便秘、里急后重、黏液便、食欲不振及其他上消化道症状等。

（1）腹痛、腹胀：最典型症状，不规律发生，可持续数小时或数天，常呈钝性绞痛，位置不固定；腹胀患者叫苦连天，可主诉为"老是有气堵着""胃里装了块秤砣"等。

（2）腹泻：大便常为水样或糊样，腹泻前通常有腹痛症状，腹泻后腹痛能缓解。腹泻发生不规律，大多数在进食后 15 分钟发生，可以是早饭、午饭后，也可以在晚餐后发生，有的在上课时发生，也有的在汇报工作时发生。

（3）便秘：部分腹泻与便秘交替发生。便秘型肠易激综合征常有排便困难、粪便干结、量少，呈羊粪状或细杆状，表面可附黏液。

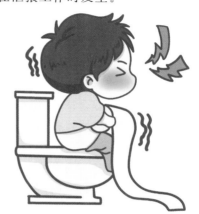

（4）里急后重：通俗来说，就是便意不止，刚上完大便又想去厕所解决，但又拉不出来，是典型的直肠刺激症状。

（5）黏液便：黏液与大便混合存在，但一般不会有鲜血颜色（除非伴有痔疮）。

（6）部分患者同时有消化不良症状和失眠、焦虑、抑郁、头昏、头痛等精神症状。

肠易激综合征有哪些病因？

（1）消化道动力异常：肠道蠕动过快或蠕动过缓。

（2）内脏高敏感：即在同样情况下，肠易激综合征患者对于一些内脏的牵拉扩张更为敏感。

（3）脑-肠轴：也就是说，人体的小肠犹如一个肠脑，它与大脑相通，如果脑-肠轴之间的互动出现问题，会引起肠易激综合征。

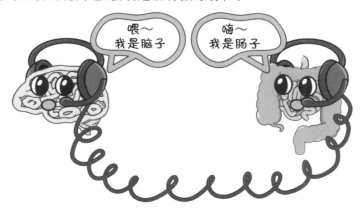

（4）肠道感染：有胃肠炎病史者更易患肠易激综合征。

（5）肠道微生态失调也会引起肠易激综合征。

（6）精神心理因素：大量研究表明，个人的精神压力、心理、社会等因素都与肠易激综合征的发病有关。

 如何治疗肠易激综合征?

肠易激综合征的治疗主要包括一般治疗、药物治疗及心理和行为疗法：一般治疗是指建立良好的生活习惯，避免吃刺激性的食物；药物治疗主要是对症治疗，常用药物包括胃肠道解痉药、止泻药、泻药、抗抑郁药；心理和行为疗法主要包括心理治疗、认知疗法、催眠疗法和生物反馈疗法等。

治疗肠易激综合征，中医也有妙招：

（1）中药辨证论治：根据临床表现，辨为肝郁脾虚型、脾肾阳虚型、胃阴亏虚型而对证治疗。

（2）隔药灸脐法：为在辨证选取的灸脐药粉上施以艾灸，灸后固封脐中药粉的治疗方法，是中国独具特色的传统医疗技术之一。其综合了经络、药物、艾灸三者的优势与特色，对肠易激综合征疗效确切。

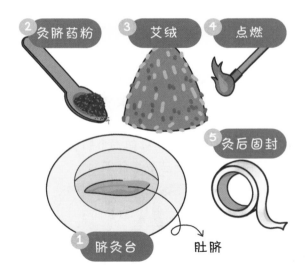

专家小·贴士

肠易激综合征是一种持续性的症状,虽然易反复,但我们也应认识到它不是器质性疾病,不会引起癌变,也不会对人体造成太大伤害,不要因为这个疾病而感到焦虑。

人到中年为孩子拼,为家人拼,为自己拼,容易焦虑、激动,容易让肠道激动。要妥善处理和正确对待工作、生活等环境中的不利因素,积极消除精神和心理上的障碍。

另外,一定要将肠易激综合征与其他胃肠道器质性疾病症状区分,若出现症状,应及时去医院检查,如胃肠镜检查,以排除引起该症状的器质性疾病。

● ● ● 8 岁小女孩查出结肠癌前病变!

寇滦 刘柱

2019 年 4 月 23 日,山东省妇幼保健院消化内科主任高峰玉主任的门诊一如既往地挤满了候诊患者。纵然见多识广,一对特殊的母女还是极大地触动了高峰玉主任。母亲体形偏瘦,面容憔悴,脸上满是担忧;而她牵着的小女孩体形消瘦、面色苍白,失去了属于这个年龄的活泼与灵动。这个名叫兰兰(化名)的小女孩到底经历了什么样的病痛折磨呢?

高峰玉主任耐心地倾听了母亲王女士的诉说。兰兰 8 岁了,身高 135 厘米,体重却只有 18 千克。她从小就比同龄的孩子瘦小,生病也比别的孩子频繁,出入医院更是家常便饭;上小学以后经常喊累,学习注意力不集中,去医院检查显示孩子有贫血,做了抽血化验,当地医院最终也没有发现贫血的原因,吃了补铁药物以及好多补品,孩子的身体也未见好转。

2018 年 10 月 20 日,兰兰竟然排出了暗红色血便,马桶里的红色让人触目惊心!但这并没有引起整个家庭的重视,因为 1 天后兰兰的大便又恢复了正常,她也一直没有腹痛等明显症状。2019 年 4 月 15 日之后,兰兰开始反复便血,发作时为暗红色或黑色稀便,1～3 次/天,父母带着兰兰去了多家医院检查,并没有发现便血原因。

2019 年 4 月 19 日,兰兰的乏力比之前更严重了,除了精神萎靡,还出现了食欲不振、饭后腹胀,甚至头晕的症状。夫妻俩又带着兰兰去了当地医院检查,血液检查结果显示孩子重度贫血!"抓紧带着孩子去大医院吧!"当地医院的医生强烈建议。"去山东省妇幼保健院消化科找高峰玉主任给孩子做个肠镜吧!"山东省立医院的医生询问病史后提出了宝贵的建议,这就有了故事开头的一幕。

听完王女士的叙述,高峰玉主任对兰兰进行了仔细的查体,发现兰兰贫血貌很重,体形消瘦,腹部触诊软,没有包块,没有压痛、反跳痛。高峰玉主任询问兰兰病情,兰兰只说自己没力气,经常恶心、呕吐,有时候有腹痛、腹泻等不适,大便不带黏液及脓。经过综合分析,高峰玉主任考虑兰兰很可能有结肠息肉,导致了便血,需尽快完善其他相关检查,然后行结肠镜检查。"化验血红蛋白只有 57 克/升,孩子属于重度贫血,是麻醉内镜检查的禁忌证,需要尽快输血,把血红蛋白提到 70 克以上",高峰玉主任耐心地向王女士讲解,"给孩子输点血,多补充点营养,然后我们再给孩子喝泻药,把肠道准备好,安全第一。"

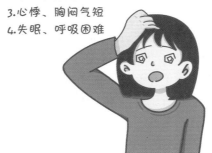

重度贫血症状:

1. 头晕、目眩、脸色苍白
2. 便秘、腹泻
3. 心悸、胸闷气短
4. 失眠、呼吸困难

经过两天的准备,兰兰精神状态明显好转,血红蛋白也提升到了 89 克/升。经麻醉科主任评估,给兰兰进行了静脉麻醉,孩子在睡梦中进行了结肠镜检查。而肠镜下的结果再次让高峰玉教授心头一震:兰兰结肠内竟然有 50 多枚大大小小、形态不一的息肉,最大的息肉直径有 3 厘米×5 厘米,最小的也有 1 厘米左右;息肉形状也不相同,有菜花状的、分叶状的、球状的,有带着长蒂的,有扁平突起的,有些息肉表面结构已经溃烂,还在渗血。至此,孩子贫血的原因终于明确了。

因息肉过多过大,考虑到兰兰年龄较小、营养状况差、手术创口大等,与家属充分沟通后,高峰玉主任决定对兰兰分次行结肠镜下息肉切除术,第一次先把十余枚容易出血、容易癌变的较大息肉切除,待孩子身体恢复一段时间后再切除剩余息肉。手术结束后,高峰玉主任长出一口气,感叹道:"这是我做过的时间最长的内镜下微创手术了。"

2019 年 4 月 30 日,病理检查报告终于揭开了折磨兰兰的元凶的真面目——结肠多发息肉。部分息肉为幼年性息肉,有些息肉是癌前病变——绒毛管状腺瘤,部分出现低级别上皮内瘤变。"幸亏切得及时!"内镜中心的医护人员看到兰兰的病理报告时,异口同声地说。

虽然像兰兰这样结肠息肉如此之多、如此之大的患儿比较少见,但作为山东省内首先开展小儿消化内镜的省级医院,山东省妇幼保健院消化内镜中心确诊的儿童结肠息肉却并不少见,最小的患儿仅 1 岁。

下面,我们来认识一下儿童结肠息肉。

 ## 什么是儿童结肠息肉?

儿童结肠息肉是一种在肠道黏膜中突出或隆起的病变,可以分为:①幼年性息肉;②遗传性错构瘤性息肉病,幼年性息肉病、黑斑-息肉病综合征;③遗传性腺瘤性息肉病综合征,即家族性(腺瘤性)息肉病。儿童结肠息肉通常于 2～8 岁出现。一般来说,儿童结肠息肉较大,直径通常在 0.5～3.0 厘米之间。

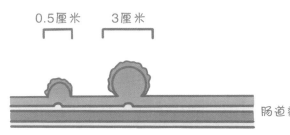

儿童结肠息肉
(多发于2～8岁)

0.5厘米　　3厘米

肠道黏膜

 ## 儿童结肠息肉有哪些病因?

儿童结肠息肉的形成可能与以下因素有关:长期的慢性炎症刺激、慢性机械性刺激、胚胎组织的异位、病毒感染以及遗传因素等。

 儿童结肠息肉主要有哪些症状?

(1)便血:儿童结肠息肉的主要症状是便血,也是小儿下消化道出血的最常见原因。它可能表现为反复便血,长期便血可导致贫血,也可能导致儿童营养不良。

根据出血位置和量的不同,便血表现也不尽相同。当息肉位于结肠上段时,粪便中会掺杂血液;当息肉位于直肠下段时,粪便表面会附着一层血迹;大量出血时,粪便可能呈鲜红色或血块状。如果无法确定便血的原因,最直接有效的方式就是拍照留证,以便医生作出准确的判断。

肠袢套叠

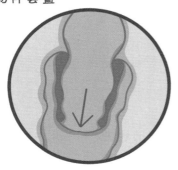

(2)大便习惯及性状改变:除了便血,结直肠息肉还会引发粪便变化。它会导致大量黏液排出。有时,当息肉数量较多或体积较大时,还可能引起腹泻或造成排便困难。

(3)腹痛:另外,如果息肉较大,可能会导致肠袢套叠,进而引发腹痛。

(4)肛门肿物脱出:当直肠内的息肉具有长柄时,可以在排便时脱出肛门。肛门肿物为红色,樱桃状,便后自然回缩。肉团有时会因为扭转、嵌顿坏死而引发剧烈疼痛。一经发现,请立即就诊。

 儿童结肠息肉会癌变吗?

大约90%的儿童结肠息肉属于幼年性息肉,绝大部分是良性的,但也存在癌变的潜能。癌变的过程可能是幼年性息肉—腺瘤—癌。

 发现儿童便血,家长该如何处理?

超过60%的儿童便血是由结直肠息肉引起的,其次是结肠炎、肛裂、痔疮等肛管疾病。因此,当儿童出现便血时,家长不必惊慌,但需要注意观察便血发生的时间、颜色、形状、出血量,以及大便情况和伴随症状。当然,要及时去医院接受进一步检查。如果发现结肠息肉,应及时接受内镜下电凝电切术,这是一种微创手术。这种手术具有创伤小、安全有效、住院时间短、恢复快等优点,也是目前治疗结肠息肉的首选方法。对于遗传性错构瘤性息肉病综合征和遗传性腺瘤性息肉病综合征患者，可通过内镜下电凝电切术，改善营养状况，促进患儿正常发育。如果病情无法得到改善，需要考虑进行全结肠切除手术。

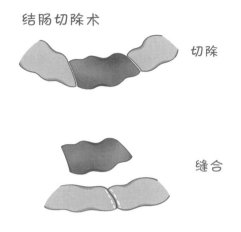

结肠切除术

切除

缝合

另外，若幼年性息肉合并腺瘤或为腺瘤性息肉，需每 1～2 年进行一次内镜检查。由于该疾病有一定的遗传因素，建议儿童家属进行肠镜检查，以排除消化道肿瘤。

最后，再次提醒大家，一旦发现便血情况，需要及早进行肠镜检查，以便及时发现结肠息肉并采取处理措施。这样可以防止儿童出现营养不良、发育迟缓，甚至癌变。

编后语 （1）兰兰术后就没有了便血的症状，规律服用补血药后，贫血也逐渐缓解。我们对兰兰进行了 3 年的随访，孩子的身高、体重也终于开始上升了。在之后的寒暑假，我们也为孩子进行了三次内镜下息肉切除术。最近一次随访，孩子已经长到了 161 厘米，45 千克，也恢复了孩子本该有的青春与活力。

（2）门诊上曾有一个叫童童（化名）的 5 岁孩子，在完成内镜下腺瘤切除术后，麻醉医生喊醒了他，并让他的奶奶来陪伴他，奶奶告诉童童："你肚子里的大虫虫，已经被杀掉啦！"童童当即要与姑姑视频通话，童童用骄傲而又兴奋的语气重复着这句话："姑姑，我刚才杀死了一只虫虫！"孩子这种天真的表达让医护人员印象深刻，山东省妇幼保健院消化内镜中心的医生、护士与童童一起杀掉了一个又一个可怕的"大虫虫"。看到孩子们健康出院，医护人员感到无比幸福。

胃肠道体检时一定要做内镜检查，否则后果很严重

郑文文　周吉海

　　7月的天气异常燥热，知了在外叫个不停，物业阿姨带着一摞病理报告缓缓走来。原本安静的诊室中，突然出现了一声："哎呀，还真是个高级别上皮内瘤变呀，局部竟然还有癌变！"同事们一下子拥在了一起，看起了病理报告，一声接一声的感叹。是什么让这些见惯"大风大浪"的大夫连连发出感叹？这还要从5天前高主任门诊上一位20岁的患者说起。

　　患者王云云（化名）是一名在校大学生，性格爽朗，学习成绩优异，还是学生会的宣传部部长。进入诊室时，患者仍然有些紧张及局促。经过询问，原来是最近出现了便血，怀疑自己得了痔疮，感觉有些难以启齿。高主任告知她，可以做肠镜检查，一方面可以明确便血的原因，另一方面，如果是由痔疮引起的便血，还能及时给予内镜下痔止血治疗。本来以为患者年纪小，会惧怕这一检查，没想到她立刻就同意了，并说了一句令人记忆犹新的话："发现问题就得解决问题，不能当鸵鸟，我要尊重我的身体。"然而，肠镜检查的结果却让我们皱起了眉头。肠镜显示：直肠内有一个直径约2.5厘米的腺瘤性息肉。通过分析肠镜下表现，高主任考虑这个息肉是绒毛管状腺瘤。在家属及患者的知情同意下，医护人员为其进行了肠镜下黏膜剥离，标本被送到病理科等待最终评估。

　　大家整理心情后走到患者病房，告知她这一结果。不出所料，她大哭一场，哭的是自己的不幸，如此年轻就得了癌症，更是自己的幸运，可以在癌症早期将其消灭于萌芽之中。

　　我们深知，并不是所有患者都能像这位年轻患者一样幸运。很多人发现肠癌时已是晚期，失去了最佳治疗时机。

 什么是肠镜检查？

　　肠镜检查就是将一根黑色的带有摄像头的管子从肛门伸入大肠，观察大肠黏膜的过程。需要注意的是，肠镜检查前需要进行肠道准备，也就是清肠，这样才能暴露出大肠黏膜。

没有症状为什么要做肠镜检查？哪些人应该做肠镜检查？

早期结肠癌症很少有症状！许多人觉得自己肠胃很好，能吃能喝，消化道应该没什么问题，不需要做检查。但是，多数肠癌不到中晚期往往没有症状，因此麻痹了许多人，等有症状时为时已晚。

进行检查的目的是发现病变、给予治疗，因此，建议结直肠癌高危人群及时进行肠镜检查。结直肠癌高危人群是指年龄 50～75 岁，符合下列任一条者：①粪便潜血试验阳性；②既往患有结直肠腺瘤性息肉、溃疡性结肠炎、克罗恩病等癌前疾病。结直肠癌患者的直系亲属应在 40 岁左右行肠镜筛查。

 为什么不包含肠镜检查的查体就是在走过场？

目前，国内多数查体项目一般都局限于抽血化验、B 超检查、心电图、钡餐透视、X 线摄片，高档的套餐包括 CT、磁共振等检查。但是，由于肠道的特殊性，通过普通 CT、超声是看不出结肠早期癌的。另外，许多体检中心都将肿瘤标志物列入体检项目，然而这些检查结果数据异常并不代表一定有肿瘤，数据正常也不代表一定没有肿瘤，其在肿瘤发现，尤其是早期癌症发现中没有太大价值。因此，体检宣传应该摒弃噱头，肠镜检查才是胃肠道肿瘤早期发现及治疗的"金标准"。

 肠镜检查前饮食有要求吗？

肠镜检查需要提前一天开始注意饮食！要吃纤维少的食物，可以吃大米粥、面条、面包、鸡蛋等少渣食物，可以吃饱。但是，不能吃带皮、带籽与木耳类食物。肠镜检查前一天晚上开始喝泻药准备肠道的患者，可以吃晚餐，切忌吃得太饱，早吃一会儿更好。做肠镜的当天应只喝泻药，在规定时间内喝完。

 肠镜检查前为什么要进行肠道准备？

肠道准备是指在肠镜检查前通过喝泻药，清理肠道，使得肠镜能够清晰地观察肠道。如果肠腔里面的粪便和食物残渣没有排干净，粪便覆盖在肠黏膜表面，就会掩盖病变，可能会看不见一些小的息肉、肿物、炎症病灶等而导致漏诊。其次，肠腔大便太多还会增加操作难度，使进镜不顺利，增加操作时间。

如何进行肠道准备？

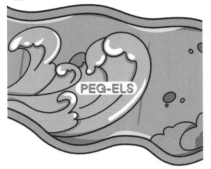

（1）聚乙二醇电解质散（PEG-ELS）：PEG 通过结合与固定肠腔内的水分子提高粪便含水量，使粪便体积及重量增加，引起生理性排便反射，产生水样腹泻，达到清洁肠道的目的。PEG-ELS 由 PEG-4000 与一定剂量的氯化钾、氯化钠、碳酸氢钠和硫酸钠混合而成。加水后配成的 PEG 等渗性肠道灌洗剂作为平衡溶液，在理论上不会影响肠道对水和电解质的吸收与分泌，对伴有肾脏、心脏等慢性疾病的患者，具有较好的安全性。

（2）喝完泻药需要多喝水吗？

不需要，PEG-ELS 是等渗性肠道灌洗剂，依靠等渗特性起到冲刷作用。

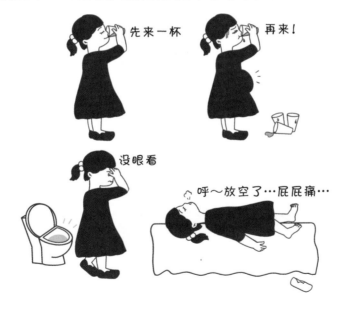

喝泻药太难了，有什么小技巧吗？

服药时可适当走动，以加快肠道蠕动。如果走累了，喝累了，不想动了该怎么办？可以试试揉肚子，从右下腹开始，顺时针揉到左下腹。如果这样也不行，还是感觉很饱很难受怎么办？那就缓一缓，歇一会儿再喝，尽量不要把自己喝吐了。

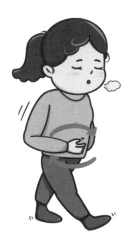

 如何知道肠道准备得好不好？

大便达到"近无色或淡黄色透明水样"，肠道准备才算合格，才可进行肠镜检查。

 专家小·贴士

肠镜检查是早期发现结直肠癌的有效手段，对于50～75岁的高危人群尤为重要。这一类人群即便没有症状，也应定期进行肠镜检查，因为早期结直肠癌往往没有明显症状。正确的肠道准备对于肠镜检查的成功至关重要，应遵循医生的指导，合理饮食和服用泻药，确保肠道清洁。对于有结直肠癌家族史的个体，建议提前至40岁开始筛查。及时的肠镜检查和治疗可以大大提高治愈率。

不要再误会痔了，不是所有的便血都是它惹的祸！

郑文文

　　又是阳光明媚的一天，小郑大夫怀着激动又紧张的心情开始了职业生涯中第一次正式的门诊工作。刚进诊室，小郑大夫就看到了第一位患者，陪诊者是前几天出院患者的家属——杨阿姨。杨阿姨热情地说："郑大夫，前几天我老伴做完内痔治疗回到家后感觉很好，现在大便挺好的，也没有便血，也没有不舒服。这不，我哥哥听说这个治疗效果好后，让我也带他来看看。"听到这些话，小郑大夫真的很开心，被认可感油然而生。小郑大夫深感不能辜负患者家属的这份信任，于是她更加认真地与患者杨大爷沟通起来。杨大爷说："我今年68岁了，大便带血三四年了，一开始只是有点血丝，2～3天就没了，几个月才出现一次这种症状，总是吃辛辣的食物或喝酒后出现，我也没在意。一年前，症状突然变厉害了，大便时有鲜血，我觉得是痔疮，就去药店买了痔疮膏，用上还真管用。"小郑大夫说："大爷，这都好几年了，为什么没有来医院看看呀？"杨大爷说："我听说痔疮手术十分痛苦，我觉得痔疮也不是大病，能等就等，这次是看亲戚在你们医院做完手术后一身轻松，才下定决心来看看。"听完杨大爷的话，小郑大夫观察了杨大爷的面貌，说："大爷，您现在看起来有点贫血了，平常有感觉一活动就没劲吗？"杨大爷说："是呀，最近这一年，大便带血比较频繁，不爱活动了。"小郑大夫对杨大爷及家属说："现在需要完善血常规，查看贫血程度，然后再做一下肠镜检查，明确便血原因。如果确诊痔疮，咱们就治疗痔疮，如果是其他疾病，咱们就看看接下来怎么治疗。"

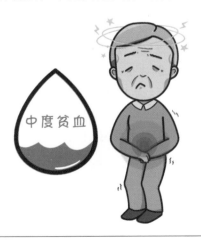

检查结果显示杨大爷贫血，血红蛋白 61 克/升。

杨大爷输血后完善了肠镜检查，确诊直肠癌。

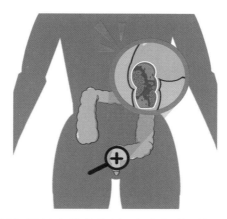

医护人员立即通知了杨大爷的儿子，大家都很不解，也难以接受：明明是痔疮，怎么会是直肠癌呢！

高峰玉主任解释道："直肠是肛门以上长约 15 厘米的一段消化道，直肠癌是消化道常见肿瘤。因与痔的发生部位相近，直肠癌与痔的常见的症状均为便血，因而常被当成痔，不被重视，因而延误了治疗时机。直肠癌早期常无明显症状，中晚期可表现为便血、便意频繁、排便习惯改变、便细等症状。发现癌症的早晚是影响癌症预后的一个重要因素，早期发现可以通过手术治愈。"

幸运的是，经过检查综合评估，杨大爷的直肠癌还未发生转移，仍有手术机会，于是转到外科进行了手术切除。出院时，杨大爷感谢了消化内科的全体医护人员。其实，杨大爷更应该感谢自己，感谢自己听从了亲戚的劝导，及时就医，未再等一等，未再忍一忍。

 ## 什么是便血？

便血，顾名思义是指大便带血，其专业含义是消化道出血，血液经肛门排出。便血颜色可为鲜红色、暗红色，也可为黑色。少量出血不会造成粪便颜色改变，需经大便试验才能确定，称为隐血或潜血。

便鲜血的常见原因是什么？

(1)痔：根据发生部位，可分为内痔、外痔和混合痔。内痔是肛门齿状线以上、直肠末端黏膜下的痔内静脉丛扩大曲张和充血而形成的柔软静脉团。内痔的主要临床表现为出血、脱垂、肿胀、疼痛、肛门肿块和排便困难等。一些患者因反复便血而发生继发性贫血，有时会引起大出血，需要急诊手术及输血治疗。部分内痔可行内镜下微创治疗。

(2)结直肠癌：指发生在大肠上皮的恶性肿瘤，包含结肠癌和直肠癌，是常见的恶性肿瘤之一。早期结直肠癌可无明显症状，病情进展到一定程度后可能会出现排便习惯改变、大便性状改变(变细、血便)、腹部肿块、贫血等症状。

(3)结直肠息肉：指突起于大肠腔内的肿块，能引起便血的结直肠息肉多发生于乙状结肠和直肠，息肉较大，老年人多为绒毛管状腺瘤，需及时完善肠镜检查，给予内镜下治疗，避免进一步进展为恶性肿瘤。结直肠息肉也可发生在儿童，多为幼年性息肉。

(4)其他原因：胃、小肠疾病，血管性疾病，全身性疾病等也可伴随便血。

 发生便血时该怎么办？

(1)及时就诊，寻找专业医生，如消化内科医生、普外科医生、肛门直肠科医生。

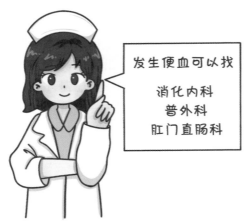

发生便血可以找
消化内科
普外科
肛门直肠科

如果同时伴有其他不适症状，如腹痛、呕血、头晕、心慌或便血量多，需要立即就诊，于急诊科就诊，24 小时均有医生为您保驾护航。需要知道：肠镜检查在明确便血原因方面有着不可撼动的地位，如果您的接诊医生建议您行肠镜检查,请不要犹豫和质疑,请接受医生的专业建议!

(2)观察大便性状,关注排便时是否存在肛门不适、腹痛,为医生提供更多的信息。

(3)回想自己近期是否吃过红心火龙果、红苋菜等红色食物,这些食物含有较多天然红色素,如果过多食用,红色素就会随大小便排出体外。停止食用后,如果持续出现,需警惕并及时就医。

专家小·贴士

便血是身体发出的警示信号,不应简单归结于痔疮。如果您出现便血,尤其是伴随其他症状或持续不断,应立即就医。肠镜检查是诊断便血原因的关键手段,对于 50 岁以上的成年人尤其重要。不要因为担心手术痛苦而忽视症状,及时就医和正确诊断是提高治愈率的关键。同时,应注意饮食习惯,避免食用可能导致大便颜色改变的食物,如红心火龙果等。

消化道肿瘤早诊早治

刘丽凤

56 岁张叔近半年总是出现大便带血,为鲜红色血液,量不多,也不是每次大便都带血,通常饮酒后便血明显,但不影响饮食及活动。家人劝他到医院检查,但他觉得自己只是得了痔疮,不需要到医院就诊,从此不再进食辣椒等辛辣刺激食物及饮酒。即使这样,仍有间断便血情况发生。近 1 个月来,张叔大便带血频繁,每次大便均有少量血液,并且感觉乏力,走路时间一长就有点"喘"。

张叔到处打听哪家医院擅长痔疮手术,听人介绍,慕名来到山东省妇幼保健院消化内科,要求把"痔疮"做掉。接诊的刘医生详细询问病情后告诉张叔:"您这个年龄出现大便带血,需要排除结肠癌可能,要先做肠镜检查。"

张叔和家人再三考虑后同意了,于是刘医生为张叔安排了肠镜检查。

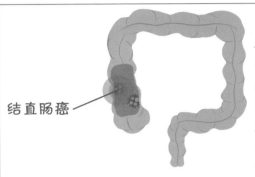

结直肠癌

张叔按照医生嘱咐喝泻药清理肠道，按照约定时间来医院做肠镜。张叔麻醉后进入了睡眠状态，刘医生开始检查。谁知，肠镜刚进入肛门就发现了一处不好的病变：直肠距肛缘 2～8 厘米见一肿块型新生物，累及约 2/3 管周，表面溃疡形成，管腔略狭窄，内镜接触易出血。

旁边的护士叹气道："这又是一例直肠癌晚期。由于病变距离肛缘太近，可能连肛门都保不住，患者需要永久造瘘，带着粪袋生活，不仅不美观，还影响生活质量。每每遇到这种情况，我们都为患者及家属感到惋惜，如果半年前来就诊，情况可能不会这么糟。假如两年前做一次肠镜，可能肿瘤只是个息肉，在内镜下就能切除，而且是治愈性切除。如今，内镜医生也无能为力。实际上，类似情况屡见不鲜，几乎每个月都会遇到几个。"

刘医生继续进镜，结肠镜到达回盲部，即大肠起始点，然后开始退镜观察，退镜过程中，在升结肠又发现一处大小约 2 厘米的亚蒂息肉样病变，表面呈结节样，发红，很显然，这是一处早期癌。虽为肿瘤，但尚在内镜下治疗范围。看到这处病变，我们都感叹道："要是直肠病变像这样就好了。"我们将两处病变分别取检，并安排张叔入院，等待下一步治疗。3 天后，活检病理结果出来了，升结肠病变为高级别上皮内瘤变（早期癌），直肠病变为中分化腺癌。胸部+全腹强化 CT 提示直肠癌，未见远处转移。结合症状、辅助检查及病理结果，结直肠癌诊断明确，升结肠为早期癌，可行内镜下治疗；直肠为中期癌，需行直肠癌根治术。与患者家属充分沟通后，医护人员决定先在消化内科把张叔的升结肠早期癌内镜下切除，再转到胃肠外科进行直肠癌根治术。

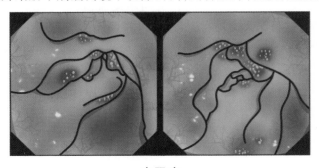

直肠癌

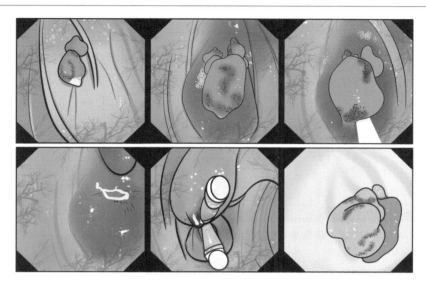

升结肠早期癌内镜下治疗

内镜下治疗后,患者可下地活动,术后 24 小时可进食,无明显不适,随后转胃肠外科行直肠癌根治术。早期癌病理提示高级别上皮内瘤变,基底切缘阴性,治愈性切除。

早期结直肠癌内镜下可获得治愈性切除,内镜下切除只切除黏膜及黏膜下层,不改变肠道解剖结构,创伤小,愈合快,患者术后 24～48 小时可进食,不影响以后工作及生活,内镜下治疗后每年复查肠镜。

 结直肠癌可以预防吗?

答案是肯定的,结直肠癌是可以预防的,早期结直肠癌是可以治愈的,肠镜检查及内镜下息肉切除是预防结直肠癌最有效的办法。

 结直肠癌有预警信号吗?

结直肠癌最早期没有症状,但如果出现了以下症状,则需要做一次肠镜:①排便习惯改变,如排便次数增多或减少,或大便形状改变。②腹痛、腹胀、腹部不适。③大便带血或便后手纸带血。④不明原因的消瘦。⑤不明原因的贫血。⑥多次大便潜血阳性。

结直肠癌可以治愈吗?

只要主动检查、及时检查,在萌芽状态(息肉及早期癌)发现它,结直肠癌是可以治愈的。肿瘤从萌芽状态到晚期需要几年甚至十几年的时间,早期的生长十分缓慢。

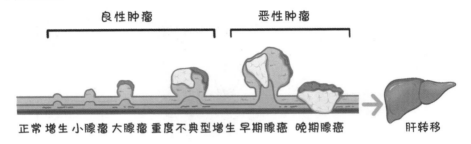

正常 增生 小腺瘤 大腺瘤 重度不典型增生 早期腺癌 晚期腺癌　　肝转移

 专家小·贴士

　　结直肠癌是一种可预防、可治愈的疾病,关键在于早期发现和治疗。肠镜检查是发现结直肠息肉和早期癌症的最有效手段。建议50岁以上的成年人定期进行肠镜检查,特别是有排便习惯改变、腹痛、大便带血等症状的人群。即使没有症状,也不可忽视,因为早期结直肠癌往往无症状。请遵循医生建议,完成高质量的肠道准备,确保肠镜检查的效果。定期复查,保持健康的生活方式,共同守护消化道健康。

	罕见! 35岁女子结肠长了数百个息肉 ——这种病可遗传,几乎100%恶变	王晓丽

　　济南的刘女士最近半年总感到乏力,没有精神。她原以为是工作压力太大,于是果断辞去了薪资丰厚的工作,换了一个比较清闲的岗位。本以为这能够改善她乏力的症状,但事与愿违,她的乏力不但没有得到改善,反而越来越重。为此,她来到山东省妇幼保健院消化内科高峰玉主任门诊就诊。

　　不查不知道，一查不得了，经过化验，她发现自己的血红蛋白值只有正常人的一半左右（正常成年女性不应低于 110 克/升，刘女士只有 67 克/升）。

　　面对这个结果，刘女士感到异常震惊："我平常吃饭不挑食，饭量也挺好，最近也没有献过血，怎么会出现这么严重的贫血呢?"她满怀疑惑地咨询高峰玉主任。高主任再次仔细询问了她的既往史及就诊过程，了解到她平素没有任何便血、呕血或者月经量过多等失血情况，日常食欲和饭量也很好，就是偶尔会便秘，她并没有因偏食而摄入不足，也没有明显失血。考虑到这，高峰玉主任果断建议刘女士行胃肠镜，以明确胃肠道情况。

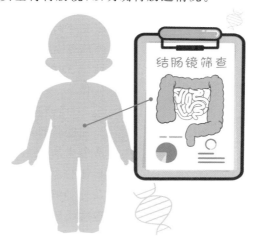

　　胃肠镜做完后，结果让人无比震惊：刘女士的肠道里散在分布着数百个结肠息肉，部分肠腔已经被息肉塞满，肠镜都难以继续通过。刘女士贫血的原因也终于被揭晓——结肠息肉病。

 ## 什么是结肠息肉病呢?

　　结直肠息肉病与结直肠息肉的区别在于息肉数目不同，有 100 个以上结肠息肉者属息肉病。结肠息肉病是以累及结肠为主的多发性息肉病，包括腺瘤性息肉病综合征与错构瘤性息肉病综合征。

　　（1）腺瘤性息肉病综合征：特点是具有多发性腺瘤，且腺瘤癌变风险高。其主要分为以下三种：

　　1）家族性结肠息肉病或者家族性腺瘤性息肉病：是一组以结直肠多发腺瘤为特征的常染色体显性遗传综合征，偶见于无家族史者。其与遗传因素有关，常开始于青年时期,约 90% 患者 25 岁时已有腺瘤发生。息肉大小从数毫米至数厘米不等,以 0.5～1 厘米为多。息肉至少 100 枚以上,多在 300～3000 枚,最多可达 5000 枚,数量多时呈地毯式密集分布,几乎看不到正常黏膜,大息肉多有糜烂、出血,如有溃疡形成,几乎 100% 恶变。如不治疗,几乎所有患者都将发展为结直肠癌(约 50% 患者 20 岁时可能恶变,约 90% 患者 45 岁恶变),占所有结直肠癌的 1%。从息肉出现到癌变的平均时间为 15 年。本病平均癌变年龄为 39 岁(34～43 岁),平均死亡年龄为 40 岁。

2)加德纳(Gardner)综合征:是一种伴有骨和软组织肿瘤的肠息肉病。一般由常染色体显性遗传引起,息肉性质和分布与家族性结肠息肉病相似,但息肉数目较少(一般少于 100 个),体积较大。癌变年龄稍晚。本病的骨和软组织肿瘤常先于肠息肉出现,骨瘤主要见于头颅、上下颌、蝶骨和四肢长骨。

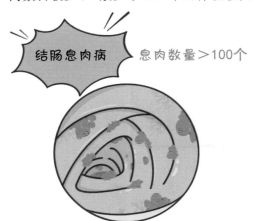

3)特科特(Turcot)综合征:是一种遗传性疾病,较少见。其特征是患者有家族性结肠腺瘤病,伴有其他脏器肿瘤,通常伴有中枢神经系统肿瘤,如脑或脊髓的胶质母细胞瘤或髓母细胞瘤。因此,本病也有胶质瘤息肉病综合征之称。

(2)错构瘤息肉综合征:其特点是某些肠段被一些组织的无规律混合体所累及,具有非肿瘤性但有肿瘤样增殖的特征,可分为以下三种:

1)黑斑息肉综合征(Peutz-Jeghers 综合征):本病系伴有黏膜、皮肤色素沉着的全胃肠道多发性息肉病,可能通过单个显性多效基因遗传。患者常在 10 岁前起病,息肉最多见于小肠,比一般大肠癌发病年龄早 10 年以上。肠外恶性肿瘤的发病率可高达 10%～30%,色素沉着多见于口唇及其四周、颊部、面部、手指皮肤,偶见于肠黏膜,但也有色素沉着局限在躯干及四肢者。色素可呈黑、棕褐、灰、蓝等色。

2)幼年性息肉病综合征:最常见于直肠,也可发生于整个结肠,偶见于胃和小肠。

3)卡纳达-克朗凯特(Canada-Cronkhite)综合征:1955 年,本病由克朗凯特(Cronkhit)及卡纳达(Canada)首次报道,皮肤色素斑及幼年性息肉共存,色素

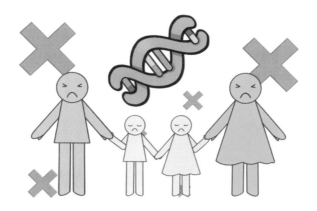

分布在手指尖掌侧及手背,常伴有指甲萎缩。

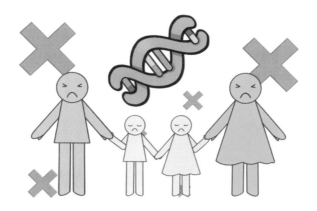

 结肠息肉病有哪些症状?

(1)腹痛:腹部隐痛,个别患者由于息肉较大,当出现肠套叠时,患者有腹痛、腹胀、恶心、呕吐等肠梗阻症状。有的肠套叠可以自行复位,症状缓解,但套叠可反复出现。

(2)大便习惯改变:大便由每日一次变为几天一次或大便发干,或总是有排便不尽等感觉,更多患者会有次数增多、便中带有黏液或黏液血便等症状。

(3)消瘦、贫血、乏力等不典型症状:生活中,更多的息肉患者起病非常隐匿,可无任何症状,或仅表现消瘦、贫血、乏力等不典型症状。

 如何治疗结肠息肉病?

未经治疗的患者几乎都会发生癌变,因此,预防性结直肠切除和内镜下监测仍然是目前治疗的主要措施。同时,内镜下电灼、非甾体药物、中医药等治疗也可作为辅助治疗手段。

(1)手术治疗:原发灶切除是最佳的治疗方法,手术方式应根据息肉的分布部位、是否存在癌变、是否具备密切随访条件等情况合理选择。主要的手术方式包括全结肠直肠切除+永久性回肠造口术、全结肠切除+回肠直肠吻合术、全结肠切除+直肠黏膜剥除+回肠贮袋肛管吻合术等。

(2)内镜下治疗:对于腺瘤尚未发生癌变且不愿意接受全结肠切除的患者,可选择部分肠管切除术联合内镜下息肉切除术,但术后需严密随访观察。

编后语 刘女士平素没有任何消化道症状,而且胃肠道健康体检意识薄弱,生生错过了最佳检查窗口期,十分可惜。尽管高主任在肠镜下尽量为其实施了微创手术治疗,尽可能多地保留了她的肠管,但后期她还需要进行外科手术,至少要将即将癌变腺瘤所在部位的肠管进行切除,甚至进行全结肠切除。

 专家小·贴士

　　山东省妇幼保健院消化内科高峰玉主任建议:有上述报警症状或近亲有息肉者,需要尽早行胃肠镜检查,高危人群接受肠镜筛查的起始年龄为 40 岁或比一级亲属患结肠癌的诊断年龄提前 10 岁。

结肠息肉到结肠癌之间的距离到底有多远?

王晓丽　　寇滦

　　济南的张大妈今年已经 60 岁了,在儿女的催促下,她终于决定进行一次全面的体检,特意新增胃肠镜检查。当她拿到肠镜报告时,张大妈眉头紧皱——报告上写着"结肠多发息肉"。张大妈心想:"我平常从来不肚子痛,而且吃嘛嘛香,闹肚子都是稀罕事。如果不是孩子特意给我安排体检,我可能一辈子也不知道自己体内还有这些东西。"

　　"结肠息肉是什么?会发展成癌吗?结肠息肉到底要不要切呢?"带着这些疑问,张大妈找到了山东省妇幼保健院消化内科的高峰玉主任。

　　高峰玉主任建议张大妈尽早行结肠镜下息肉切除。息肉完整切除后送病理检查,病理检查回报显示:管状腺瘤(低级别)。息肉切除后观察两天,张大妈没有其他不适,就出院了。

 结肠息肉是何物?

　　息肉主要是指黏膜隆起、局限性增生而形成的肿物。通俗地说,结肠息肉是长在肠管内的一个肉疙瘩,但它往往随时间推移而逐渐长大。通过结肠息肉镜下表现,我们并不能明确病理类型,待病理结果回示后,我们就可以知道自己的结肠息肉属于哪种类型了。结肠息肉病理分型主要有以下几种:

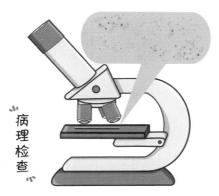

病理检查

(1)增生性息肉:增生性息肉又称化生性息肉,多发生在直肠,多数患者40岁以后发病,随年龄增长而发病率增高。常多发,息肉的数目虽多,但无明显症状,也无癌变倾向,一般无须特殊治疗。

(2)炎性息肉:是指黏膜组织的慢性炎症、黏膜组织过度增生及肉芽组织增生向黏膜表面突出形成的带蒂肿物,常为多发,一般直径在1厘米以下,黏膜组织炎症减轻后息肉可能会变小,此类息肉一般不会癌变。

(3)错构瘤性息肉:是发生于胃肠道的非肿瘤性瘤样病变。此种息肉比较少见,包括幼年性息肉(单发)及黑斑息肉(单发)或幼年性息肉病(多发)及黑斑息肉综合征(多发)。患者多有便血、腹痛等症状,有些错构瘤性息肉可能癌变,因此,此类息肉建议手术切除。

(4)腺瘤性息肉:腺瘤性息肉是由消化道黏膜上皮增生而成的,具有腺瘤生物学特征的肿物,病理上又可分为管状、绒毛状、管状绒毛状腺瘤。其中,绒毛状腺瘤的癌变率更高。而根据分化程度,腺瘤性息肉可分为低级别上皮内瘤变(分化良好)和高级别上皮内瘤变(低分化),其中高级别上皮内瘤变即为早期癌。对于直径超过1厘米的息肉,还要进行高级内镜检查,鉴别有没有黏膜下深浸润;部分小于1厘米的病变或许也是早期癌,因此,内镜医师在白光内镜下所见高危可疑的病灶都要进行高级内镜检查。腺瘤性息肉在临床上较为常见,患者多没有症状,也可能有便血、黏液便、腹痛、大便次数增多等症状。此种类型息肉癌变风险大,若发现此类息肉,应尽早手术切除,具体手术方式应根据具体病情确定,切除后也应定期复查。

(5)其他类型:以息肉为表现的肠道疾病还有很多,除腺瘤以外的肠道肿瘤也可以长成肠道息肉的样子,如淋巴瘤、肠道类癌等。

腺瘤属癌前病变,分为管状腺瘤、绒毛状腺瘤和混合性腺瘤三种。其中,绒毛状腺瘤的癌变率最高。研究发现,超过90％的结肠癌由结肠息肉转变而来,过程为:小息肉—大息肉—重度不典型增生—原位癌—浸润性癌。恶变过程一般需5~10年。

 结肠息肉与结肠癌有什么关系?

结肠息肉主要有炎性和腺瘤性两类,前者大多不会恶变,而后者的恶变概率较高。据统计,有80％~95％的大肠癌由结肠息肉一步步演变而来,这个过程可能需要5~10年。

从2004年到2013年,美国结直肠癌发病率平均每年下降3％,而整体死亡率平均每年下降2.7％。

为什么美国结直肠癌发病率和死亡率逐年下降?

美国提出50岁以上的公民"每年普查结肠镜"的建议。美国相应人群的结肠镜普查覆盖率最初只有21％,现在已经达到65％左右。

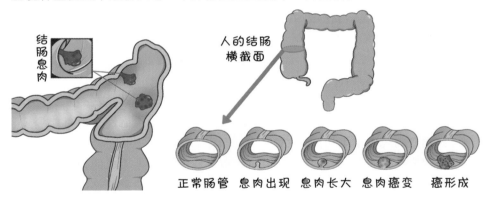

正常肠管　息肉出现　息肉长大　息肉癌变　癌形成

 如何预防结肠息肉?

结肠息肉的发生与遗传、炎症刺激、便秘、大便性状改变、排便习惯改变、生活习惯、情绪等因素有关。

健康的生活方式可以避免三分之一的人群发生结直肠癌,如适当的体育锻炼、加强体重管理、戒烟限酒、限制红肉摄入等。其中,多进食绿叶蔬菜、西红柿、茄子、胡萝卜及其他粗纤维食品,加强肠道蠕动,可以减少结肠息肉的发生。

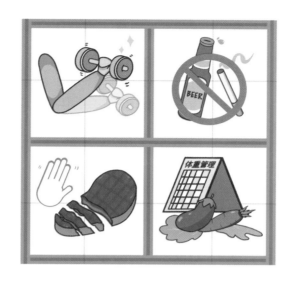

 结肠息肉有哪些症状？

多数患者没有临床症状，只有很少一部分患者出现便血、黏液便、腹痛、大便次数增多、便秘等异常。因此，千万不能根据症状来判断是否有肠道息肉。

腹痛？

　腹泻？

　　闷胀不适？

小心结肠息肉作怪！

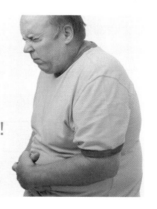

 如何检查结肠息肉？

结肠镜检查是发现结肠息肉的"金标准"，是一项不能被替代的必需检查项目。

我国结肠肿瘤筛查目标人群为大于 50 岁人群。50 岁以上的人，无论男女、无论是否有症状、无论是否有危险因素，都应做一次结肠镜检查。

建议有以下情况的人群及时、定期进行肠镜检查，应从 40 岁开始定期筛查

结直肠癌,切断息肉癌变之路:

(1)便潜血阳性或不明原因贫血。

(2)一级亲属有结肠癌或结肠息肉史。

(3)本人有结肠息肉、癌症病史。

(4)有慢性腹泻、慢性便秘、黏液血便、慢性腹痛、体重下降。

(5)有慢性阑尾炎、阑尾切除史,慢性胆囊炎或胆囊切除史,炎性肠病、血吸虫病、盆腔放疗史。

(6)长期精神压抑

(7)酷爱高蛋白、高脂肪食品者。

(8)长期久坐,缺乏运动者。

编后语　　　　　　　　**结肠息肉的早诊早治刻不容缓!**

　　腺瘤性息肉不会自行消退,目前亦没有药物能够使之消退,如果不及时处理,其可慢慢长大,癌变概率随病变增大而升高。炎性息肉相对安全,有时,较小的炎性息肉会自行消失,但炎性息肉长期受炎症刺激,也有发展成腺瘤的可能。因此,一般结肠镜检查发现息肉时应予以内镜下切除,切断息肉癌变之路。

　　山东省妇幼保健院消化内镜中心高峰玉主任介绍,息肉的切除常规采用冷/热活检钳除法、冷/热圈套切除法、高频电刀切除法等多种内镜治疗方法,无痛微创治疗有着费用低、无须开腹、痛苦小、创面修复较快等诸多优点。

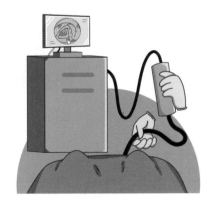

第五章

Perianal
disease
肛周

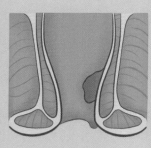

有"痔"之士莫发愁，
内痔套扎治疗解您"忧"

杜中华　寇滦

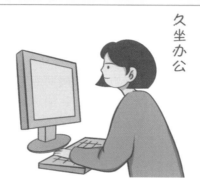

久坐办公

　　聊城的张先生是个勤奋的人，由于工作原因，长时间坐在电脑前，饮食不规律，经常吃辛辣、油腻食物，而且很少锻炼。他经常便秘，且大便带鲜血，有时便后滴血，排便后肛周有"肉球"脱出，但能用手推回去。这种情况持续了三四年，他逐渐出现乏力、食欲缺乏，并且肛门口的"肉球"越来越大，用手也推不进肛门了。县医院检查结果显示贫血，由于贫血严重，还住院输了两次血，平时口服补铁药物，贫血症状可暂时改善，但几个月后又出现贫血。他在当地医院检查了很多次，但没检查出什么问题。无奈，张先生多方打听，来到了山东省妇幼保健院消化内科。

　　接诊他的是消化内镜中心高峰玉主任，高主任分析了张先生长年便血的病史，并且有内痔脱出，初步判断，张先生可能是因为痔疮导致便后出血。而引起便血的原因很多，特别是结直肠肿瘤、炎症性肠病等。另外，如果有黑便、柏油样便，也可能是上消化道出血。张先生饮食不规律，胃也经常难受。高主任建议他做一次无痛肠镜，同时完善胃镜检查。

　　胃镜提示非萎缩性胃炎。肠镜检查显示：全结肠黏膜光滑，未见明显异常。肛缘见肿胀痔核，并且脱出肛门。根据张先生的病史及痔疮脱出比较明显的症状，高峰玉主任建议张先生先行内镜下内痔微创手术——经内镜痔静脉套扎治疗术。

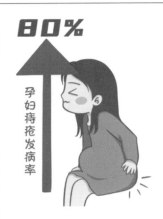

治疗后,高主任查房时,张先生表示无任何明显不适。张先生的妻子不好意思地问高主任:"我好像也有痔疮,只是运动后或劳累后肛周有脱出物,有时疼痛难忍,用手按揉可以还纳。这种情况可以治疗吗?"高主任肯定地回答:"这种情况可以微创治疗。"

高主任说:"痔疮的发病率很高,而女性较男性更容易发生痔疮,孕妇痔疮的发病率高达80%左右。"

听到这,王女士说:"我们还没有孩子,现在治疗是不是更好?"高主任表示:"妊娠期、产褥期病人发生内痔的可能性高于正常人群,孕前如果已有痔疮,怀孕后,痔疮往往加重!对于广大育龄期女性朋友,最好的选择是在怀孕之前治好痔疮。"在高主任的建议下,王女士做了经内镜痔静脉套扎治疗术,术后观察3天,无明显不适后出院。

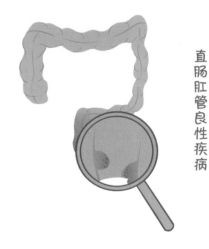

什么是痔疮?

"痔疮"是最常见的直肠肛管良性疾病,发病率大约为80.6%。痔疮又称痔,是人体直体直肠末端黏膜下和肛管皮肤下静脉丛发生扩张和屈曲所形成的柔软静脉团。劳累、久站、久坐、便秘、饮酒、进食刺激性食物是痔疮的主要诱因。

(1)痔的分类及分级:痔分为内痔、外痔及混合痔,肛垫的支持结构、静脉丛及动静脉吻合支发生病理性改变或移位为内痔;齿状线远侧皮下静脉丛的病理性扩张或血栓成为外痔;内痔通过丰富的静脉丛吻合支和相应部位的外痔而融合为混合痔。

(2)内痔分为以下四个级别:

分级	阳性发现
Ⅰ	痔静脉突起，无脱出
Ⅱ	努挣时有脱出，可自行还纳
Ⅲ	努挣时有脱出，需手助还纳
Ⅳ	长期脱出，手助还纳无效

（3）痔疮发作是一种什么样的体验：主要症状有便血、痔核脱出、疼痛、瘙痒、排便异常、感染等。

患者的主诉如下：①相当于"菊花"上多了一层铠甲，也多了一层软肋。②发作时万念俱灰，只想给它"跪"下。③就好比上厕所的时候被同事发现我在用护垫，护垫上还有血，本人性别男。

 痔疮患者一定要进行外科手术吗？

不一定。目前的观念是"痔"无法根治，临床治疗痔的原则是：无症状内痔无须治疗，治疗的目的是消除或减轻内痔的症状。

因此，对于有出血倾向的Ⅰ～Ⅲ度内痔或以脱垂为主的Ⅱ/Ⅲ度内痔，通常首先选择保守药物治疗，药物保守治疗效果差，可选择内镜下微创治疗（内痔硬化治疗和内痔套扎治疗）。而症状十分严重且保守治疗无效的外痔、混合痔、Ⅳ度内痔经才需要外科手术治疗。

 内痔微创治疗效果如何？

目前，消化内镜中心开展内镜下内痔微创治疗（包括经内镜痔静脉硬化治疗术、经内镜痔静脉套扎治疗术）已千余例，接受该治疗的患者痛苦小、症状缓解迅速，除了术后轻微的疼痛、出血、肛周不适外，并发症的发生率不到1％，越来越多的患者在门诊即可完成治疗，并且部分费用可以医保报销。

 内痔套扎治疗机理如何？

消化内镜下内痔套扎治疗是应用橡皮圈对内痔进行弹性结扎的一种方法，其原理是通过套扎器将内痔吸引后释放橡皮圈套扎内痔的基底部，利用橡皮圈持续的弹性束扎力阻断内痔的血液供给，造成痔核组织缺血坏死并脱落。一般来说，套扎后痔核会在术后7～10天内脱落。镜下套扎治疗对Ⅲ度内痔尤其是脱垂严重者,疗效较优于硬化。与硬化剂注射疗法和红外线疗法相比,套扎治疗的患者,再次治疗需求更低,但治疗后更容易出现疼痛。相比手术疗法,套扎的成本更低,患者的生活质量更高。在套扎治疗的患者中,大部分患者通过重复套扎治疗获得巩固的疗效,且具有良好的成本效益。

 内镜下微创治疗的适应证和禁忌证分别是什么?

(1)适应证:①Ⅰ~Ⅲ度内痔伴有内痔相关症状;②Ⅰ~Ⅲ度内痔经饮食及药物等保守治疗无效;③内痔手术后复发,肛门反复手术后不能再次手术;④高龄、高血压、糖尿病和严重的系统性疾病,不能耐受外科手术;⑤不愿接受外科手术。

(2)禁忌证:①Ⅳ度内痔、混合痔及外痔;②Ⅰ~Ⅲ度内痔伴嵌顿、血栓、溃烂、感染等并发症;③严重心、脑、肺、肝、肾功能衰竭,不能耐受内镜治疗;④伴有肛周感染性疾病、肛瘘及炎症性肠病活动期等;⑤凝血功能障碍或正在使用抗凝或抗血小板药物;⑥妊娠期妇女。

相对禁忌证:①既往有低位直肠或肛门手术史;②既往有盆腔放疗史;③近期有反复硬化剂治疗史;④精神障碍患者;⑤产褥期妇女;⑥伴有结直肠肿瘤患者。

内镜下内痔微创治疗因无创、简单、术后恢复快,越来越受到痔疮患者的欢迎。内镜下痔疮的微创治疗是目前治疗痔疮的前沿手段,术后患者的创伤及疼痛感较传统手术大大减轻。

 专家小·贴士

痔疮是一种常见的直肠肛管疾病,可通过内镜下微创治疗有效缓解症状。预防痔疮应养成良好的生活习惯,包括多喝水、高纤维饮食、避免久坐或久站、定期进行盆底肌肉锻炼、保持肛周卫生等。对于有痔疮症状的患者,应及时就医,避免自行用药,以免延误病情。妊娠期妇女应在孕前治疗痔疮,以免孕期症状加重。内镜下微创治疗痔疮安全有效,适合不愿或不能接受外科手术的患者。

当便秘遇上痔疮,我们该怎么办?

蔡潇潇　郑文文

　　王女士愁眉苦脸地来到了山东省妇幼保健院消化内科高峰玉主任的诊室,却对自己的病情吞吞吐吐,好像有什么难言之隐。高主任见状,起身关上了诊室的门,与王女士聊了起来,慢慢地,王女士终于向高主任打开了"心扉"。

　　原来王女士是因为肛周瘙痒来就诊。她患便秘很多年,排便对她来讲是非常痛苦的一件事,大便干结、排便不尽感一直困扰着她。十多年前的一天,王女士突然发现自己大便上有几滴鲜血,她赶紧去了医院,肛肠科大夫检查过后告诉王女士她患有"内痔",开了点药膏,并嘱咐她要保持大便通畅。可"保持大便通畅"这简单的几个字对长期便秘的王女士来说却是一件无比困难的事。便秘、内痔,两者互相影响,王女士的内痔越来越严重,不仅大便带血,慢慢地,肛门处开始有小肉球脱出。王女士听身边做过痔疮手术的亲朋好友说,痔疮手术非常疼,因此一直不敢去医院治疗。最近几天,这个小肉球开始出现瘙痒,这着实让王女士坐立不安。偶然的机会,王女士了解到山东省妇幼保健院高峰玉主任可以在内镜下治疗内痔,痛苦小,而且治疗效果好,就抱着试一试的态度来到了高主任的诊室。

　　高峰玉主任说:"其实,痔疮不是什么大病,但确实非常影响生活质量。我们科在山东省内首先开展了内镜下治疗内痔,已经为数以千计的内痔患者解决了这一难题,患者在治疗当天即可出院,也可以在门诊治疗,痛苦小,效果好。"王女士听完高主任的介绍,终于放下了心里的包袱,紧皱的眉头也展开了。最后,高主任为王女士进行了内镜下套扎治疗,术后王女士的便血症状消失,脱垂也明显缓解,不错的治疗效果让王女士悬着的心终于落定,术后高峰玉主任给王女士开了通便药物,以保持大便通畅。

便秘和痔疮有什么关系?

　　便秘时,排便时间久和排便用力过度后,会使肛周皮下和直肠黏膜下的血管充血、扩张、屈曲成团,使支撑血管以及支撑皮肤、黏膜的纤维结缔组织和平滑肌松弛、变性、下移,就是所谓的肛垫组织松弛下移,痔因此而形成。而在内痔晚期,内痔可引起排便疼痛,有些患者惧怕排便时疼痛而不敢排便,使粪便在肠内停留过久,从而又可引起便秘或加重便秘。

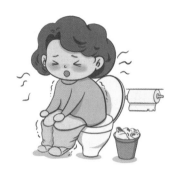
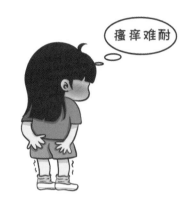

 如何治疗便秘?

（1）饮食调整：多饮水；荤素搭配，多进食含纤维素多的食物，如水果、菌菇、绿叶蔬菜、笋、坚果，每天约摄入纤维素 30 克；规律饮食，一定要吃早餐；忌过食辛辣刺激食物，如葱、姜、蒜。

（2）适量运动、锻炼：避免久坐，建议进行慢跑、游泳等有氧运动。

（3）培养良好排便习惯：最好每日定时排便，建议于清晨或餐后 2 小时排便。即便工作再忙，也不建议抑制正常便意。排便时注意力应集中，不建议玩手机。

（4）药物治疗：目前，较推荐的是渗透性泻剂乳果糖、聚乙二醇，这些药物不被肠道吸收，可吸附水分，促进肠道蠕动。关于服用剂量，建议根据说明书及自身口服药物的排便情况调整，毕竟每个人对药物的反应不同。如果持续有便意，大便干结、排出困难，可以临时使用开塞露。

不建议长期服用芦荟、大黄、番泻叶这类刺激性泻药，这类泻药会导致药物依赖，并造成结肠黑变病。

 如何治疗痔疮?

痔是人体的正常结构，是黏膜下动静脉窦集合的血管垫，当其支持结构、血管及动静脉吻合发生病理性改变和下移并伴出血、脱垂、疼痛、血栓、嵌顿等症状时，血管垫则成为痔疮。

痔疮的成因主要包括以下内容：

（1）因职业原因久坐久行，过度劳累。

（2）大便习惯不好，如厕时下蹲位看书或看报，时间过长，容易造成肛门盲肠内瘀血而引发疾病。

（3）大便异常：腹泻和大便秘结均是痔疮的重要致病原因。

（4）饮食原因：食品质量的精粗，蔬菜种类的变化与量的增减，蛋白质、脂肪、淀粉、纤维素等含量的多少,水分摄入情况,都能直接影响粪便成分,导致肛门、盲肠疾病。

(5)腹压增高原因:妊娠、前列腺肥大、肛管直肠狭窄等。

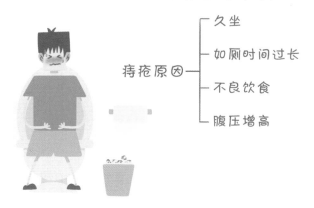

预防痔疮可以采用以下方式:①多喝水,每天至少喝 8 杯水。②高纤维饮食,常见高纤维素食物有全麦食物、豆类、水果和蔬菜等。③避免久坐或久站,保证适当活动,最好是保持每天运动 30～60 分钟,可促进肠蠕动,缓解便秘。④经常做收缩肛门的运动,盆底肌锻炼会使排便更加容易,同时也会使肛周部血流量增加,阴道、会阴及直肠处的肌张力增强,预防痔疮发生。⑤冰袋冷敷肛门处,让血管特别是静脉收缩,每天 3～4 次,每次 10 分钟。⑥热水坐浴,在盆中放入适宜温度的热水进行坐浴,加速肛周血液循环,每天 2～3 次,每次 10～15 分钟;也可考虑冷敷与热水坐浴混合应用,如先冷敷后热水浴,反复循环。⑦保持肛周卫生,如大便后用湿纸巾擦拭肛周,条件允许时可以用温水冲洗。

痔的治疗原则是以消除症状为主,对于早期、轻度的痔,可以保守治疗,如药物内服、坐浴、栓剂塞肛、药膏外敷等。同时,应保持良好的饮食、排便习惯,如能有效控制症状,则不需要手术。

如果长期反复便血,或出血量大,出血时间长,导致贫血;痔核逐渐增大,脱出肛外不能自行回纳,或发生嵌顿、感染,常导致肛门疼痛不适。痔病如果到了这种程度,需要采用手术治疗。

痔疮手术包括:①外科手术,痔切除术、吻合器痔上黏膜环切钉合术。手术治疗创伤相对较大,恢复时间长,一般用于非手术治疗失败或不适宜非手术治疗患者。②内镜下治疗,近年来,随着内镜技术的发展,内镜作为重要的治疗手段,提高了内痔的诊疗水平和疗效,受到越来越多的关注。当前,国内外指南和临床研究结果均显示,对于伴有脱垂和(或)出血症状的Ⅰ、Ⅱ、Ⅲ级内痔,应实行内镜治疗,可使症状得到有效改善,术后并发症少于传统外科手术。内镜治疗方法主要包括胶圈套扎术和硬化剂注射。

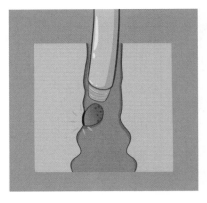 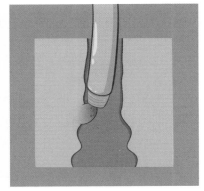

便秘合并痔疮,严重影响患者生活质量,治疗时两者应兼顾,一定不要因害羞而耽误治疗。

 专家小·贴士

便秘和痔疮是生活中的常见疾病,它们相互影响,造成患者不适。专家建议,患者应调整饮食习惯,增加膳食纤维摄入,保持充足水分,同时进行适量的运动以促进肠道蠕动。对于痔疮的治疗,除了保守的药物治疗和生活方式调整外,内镜下微创治疗痛苦小、恢复快,是一种有效的治疗手段。

"痔者"留步——关于痔疮, 您一定要知道这些内容	贾莉　周吉海　刘柱

小痔疮,大麻烦

"我不想再让痔疮干扰我的生活了,但是我更不想做手术治疗痔疮,因为手术实在太痛苦了!"来自山东省菏泽市的赵先生向山东省妇幼保健院消化内科高峰玉主任讲述着自己的病情,语气中透露着无助与惆怅。

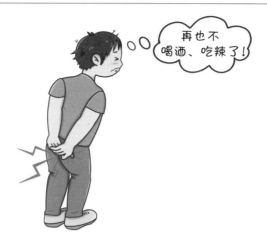

　　高峰玉教授耐心地引导着这位患者讲述完他的"难言之隐"，原来他得的是痔疮，并且长期反复便血，肛门部疼痛，肛门瘙痒、不适。

　　"由于工作的原因，我需要经常参加应酬，但在每次喝酒后，或者吃了比较辣的食物后，痔疮就会加重，甚至有一次，我饮酒后在酒店上厕所时大量便血，还去了医院急诊。两年前，我再也无法忍受这些痛苦了，就狠下心来把痔疮切了，术后的痛苦让我终生难忘。本以为经过此次手术，我就可以永远和痔疮说再见了，可是近两个月，大便又开始有血了，肛门也开始疼痛，是不是痔疮又复发了？"

　　高峰玉教授仔细看了患者的肠镜报告，结直肠检查未见其他病变，但在肛门处果然看到了复发的痔疮。

痔疮微创治疗解烦忧

　　"偶然的机会，我看到了你们的科普文章，得知你们开展了一项比较先进的痔疮内镜下微创治疗手术，专门来向您求助！"赵先生向高峰玉主任解释了自己此行的目的。

　　高峰玉主任认真听取了患者的就诊经历，综合分析患者的病情、检查结果，并结合患者的病史，认为赵先生的情况符合肠镜下痔疮介入手术适应证，建议赵先生选择经内镜内痔硬化术的治疗方法。

　　"内镜下痔静脉泡沫硬化治疗术通过电子内镜，用注射针将现场调制好的泡沫硬化剂注入内痔痔核内，不破坏黏膜和肛垫的生理功能，刺激痔血管及皮下组织形成纤维化改变，直接刺激血管内皮，促进血栓形成，引起炎性变化和组织纤维化，纤维化条索代替病理性血管，导致病理性血管永久闭塞，

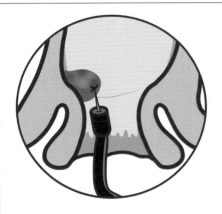

从而达到硬化和止血的目的；局部结缔组织产生瘢痕化改变，发挥固定和悬吊作用，上提松弛的直肠黏膜脱垂或下移的肛垫，以达到消除痔静脉和痔核的目的，从而解决便血、肛门瘙痛、内痔脱垂等症状。"高峰玉主任耐心地向赵先生讲解了手术的过程及原理。

　　结合赵先生的情况，高峰玉主任团队为赵先生制订了周到的诊疗方案。高主任团队很快为赵先生开展了手术，整个过程仅用了 10 多分钟，赵先生自己亲眼看着医护人员做，竟然没有感觉到一点痛苦。术后，赵先生激动地向医护人员道谢："太谢谢你们了，我没有任何疼痛与不适，而且不需要卧床，不影响生活质量，这个手术这真是'有痔人士'的福音"。

 ### 痔疮是什么？

　　痔疮是人体直肠末端黏膜下和肛管皮肤下静脉丛发生扩张和屈曲所形成的柔软静脉团。劳累、久站、久坐、便秘、饮酒、进食刺激性食物是痔疮的主要诱因，症状主要有便血、痔核脱出、疼痛、瘙痒、排便异常、感染等。根据痔疮发生部位的不同，可分为内痔、外痔和混合痔。

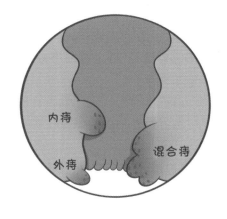

 ### 如何治疗痔疮？

　　痔疮的传统治疗方法包括保守治疗、手术治疗、套扎治疗、传统硬化治疗。药物保守治疗疗效低，手术治疗、套扎治疗痛苦大、并发症多。传统硬化剂治疗在肛门镜下进行，会因为注射位置不精确而导致术后疼痛、糜烂、溃疡、排便异常等并发症。而痔疮的治疗观念已从传统的消除痔块转变为尽可能保护、复位已经下移的肛垫，以消除临床症状为原则，而不求根治。因此，新型内镜下泡沫硬化剂注射治疗具有很大优势。

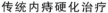

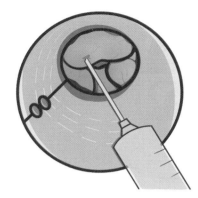

传统内痔硬化治疗

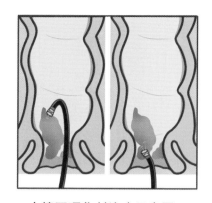

内镜下硬化剂治疗示意图

 内镜下泡沫硬化剂治疗内痔有什么优势?

(1)全程无痛苦,患者几乎没有明显不适感,不需要麻醉,术后护理简便。

(2)视野清晰,充分暴露痔核,能确保精准注射硬化剂。

(3)手术中/手术后并发症少,极少导致肛门口疼痛。

(4)恢复快,患者术后休息 1 天就可以正常饮食。

(5)手术费用低。

(6)可同时完成结肠镜检查。

 内镜下泡沫硬化剂治疗内痔的适应证是什么?

(1)Ⅰ期和Ⅱ期内痔。

(2)部分Ⅲ期内痔。

(3)齿状线区长蒂赘生物。

(4)齿状线区痔核表面合并的息肉。

 内镜下泡沫硬化剂治疗内痔的禁忌证是什么?

合并血栓、感染、溃疡的内痔,或有严重肠道感染、结肠肿瘤、妊娠期、产褥期等情况。

 内镜下泡沫硬化剂治疗内痔后如何行术后护理?

(1)术后 2～8 小时内偶有腹胀、轻微腹痛,随之很快缓解。

(2)合理饮食:术后三天需少渣饮食,尽量清淡。忌食辛辣、油腻、刺激性食物,还应做到不吸烟、不喝酒、不暴饮暴食,定时定量吃饭。

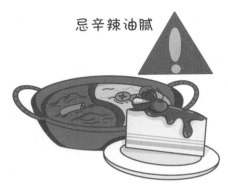

忌辛辣油腻

（3）排便习惯正确：保持大便通畅，保持肛门清洁。养成良好的排便习惯很重要，要防止便秘或腹泻。当出现这两种情况时，应及时使用药物治疗。并且，大便时间不宜过长，要改正便时看书、玩手机等不良习惯。便后若有条件，应用温盐水清洗肛门，可改善局部血液循环。

（4）适当运动：长期从事久坐、久站、久蹲工作的人病情会加重，而且有复发的可能性，应适当运动。除了全身性的体育锻炼外，还需要加强局部功能锻炼（需定时活动），如"提肛运动"，即"肛门收缩运动"，做到"一收一放"，即"收缩、放松肛门"。

（5）保持肛门卫生：肛门不洁容易导致局部发炎、水肿，使病情加重，增加患者痛苦。应注意便后不要用过于粗糙的卫生纸揩拭肛门，要勤洗肛门，可用温盐水清洗肛门。

专家小·贴士

山东省妇幼保健院消化内镜中心高峰玉主任提醒大家：痔疮，轻则给人的正常生活带来不便，重则影响健康。痔疮坏死、感染严重时，可经血液系统引起全身感染，后果严重。因此，痔疮患者应重视，发现症状要早期积极治疗，不要等到出现并发症再去医院处理。现在，山东省妇幼保健院消化内镜中心开展的"内镜下痔静脉泡沫硬化治疗术"因手术创伤小，复发率低，术后生活不受限制、住院时间短等多项优点，广受患者好评。

第六章

Liver and gall
Pancreas

肝胆、胰腺

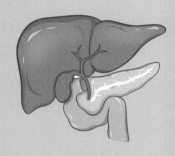

●●● 体检查出"脂肪肝"该怎么办？ 蔡潇潇 周吉海

　　小李今年 26 岁,刚刚硕士毕业开始工作,初入社会的他每天活力满满,充满干劲儿。今年职工体检,他的查体结果却不尽如人意,于是他愁眉苦脸地来到了山东省妇幼保健院消化内科就诊。高峰玉主任接过来小李手中的体检报告——"脂肪肝(中度)"。年纪轻轻的小李竟然患上了脂肪肝! 通过与小李交流,高主任了解到,小李刚开始工作,压力比较大,经常加班到凌晨,不仅缺乏运动,还总是点外卖,仅一年时间,体重增加了近 20 斤! 小李紧张地询问高主任:"主任啊,我这个病严重吗? 可以治好吗? 我从手机上查,人家说这会导致肝硬化,严重时会发展为肝癌,我才这么年轻,我可不想得癌症啊!"听到这,高主任赶紧安慰小李,耐心地对小李说:"脂肪肝是体检报告上的'常客',是一种良性疾病,你现在虽然已经到了中度,但肝功还是正常的,只要管住嘴、迈开腿,合理饮食、规律作息,体重减轻后脂肪肝是会被治愈的。"听了高主任的解释,小李频频点头:"我今天就开始减肥!"

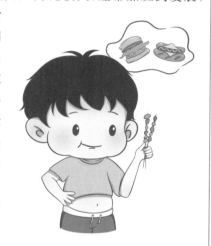

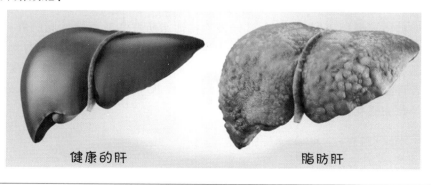

健康的肝　　　　　　　　脂肪肝

脂肪肝又名"脂肪性肝病"，是由多种病因引起的肝细胞内脂肪堆积过多引起的肝细胞脂肪变性，是一种常见的肝脏病理改变。正常人肝组织中含有少量脂肪，如甘油三酯、磷脂、糖脂和胆固醇等，其重量为肝重量的 3%～5%。如果肝内脂肪蓄积太多，超过肝重量的 5%，或在组织学上有 50% 的肝细胞发生脂肪变性，就可称为脂肪肝。说白了，就是肝细胞里堆积了太多脂肪，严重影响了肝脏细胞的正常工作。长此以往，脂肪肝最终发展为肝硬化，甚至肝癌。目前，脂肪性肝病正严重威胁人类的健康，成为仅次于病毒性肝炎的第二大肝病，发病率在不断升高，且发病日趋年轻化。

 ## 好好的肝脏怎么就胖了呢？

（1）不合理的膳食结构：过多食用高脂肪、高热量食品（包括含果糖饮料）和深加工食品。

（2）不良的饮食习惯：吃得太快、吃得太饱、吃零食、喜甜食和荤食、常吃夜宵，以及不吃早餐等饮食习惯。

（3）多坐少动的生活方式：久坐者多余的脂肪特别容易沉积于腹部内脏，导致内脏型肥胖和脂肪肝。

（4）酒精滥用：我国饮酒者数量不断增加，人均酒精消耗量逐年增加，儿童和青少年饮酒及老年人过量饮酒的现象也很常见。

（5）遗传易感性：有肥胖症、糖尿病、高脂血症、高血压、冠心病、脑卒中，以及脂肪肝家族史者更容易发生脂肪肝。

（6）大量服用药物：由于大部分药物都需要肝细胞代谢，故服用大量药物，尤其是服用对肝细胞有损伤作用的药物，可能会使肝细胞受损，导致脂肪肝。

 ## 脂肪肝都有哪些症状？

根据诱发原因不同，脂肪肝可分为酒精性脂肪肝和非酒精性脂肪肝；根据脂肪肝严重程度的不同，又分为轻度、中度和重度。常见症状有乏力、右上腹疼痛不适、食欲减退、腹胀、恶心、呕吐等。轻度脂肪肝一般没有症状，中重度脂肪肝患者可能会出现疲倦乏力，甚至肝区不适的症状。如果出现食欲不振、恶心、呕吐等相关症状，应及时就诊。

 ## 脂肪肝能治愈吗？

脂肪肝能够治愈，但需要长期"治疗"。目前，国内外尚无针对脂肪肝的特效药,治疗仍以改善生活方式为主。"对因治疗"最有效,脂肪肝的治疗主要以改变生活习惯、饮食习惯为核心,对合并肝损伤的患者,应进行保护肝细胞的治疗。戒酒对酒精性脂肪肝非常有效,肝内脂肪沉积一般在戒酒数周或数月内完全消退。对于非酒精性脂肪肝,管住嘴、迈开腿效果最好。生活中,应调整膳食结构,科学合理地安排饮食,坚持以植物性食物为主,动物性食物为辅,热量来源以粮食为主,避免高热量、高脂肪、高蛋白质、低纤维素膳食结构,防止热量过剩。减肥可逆转非酒精性脂肪肝,肥胖性脂肪肝患者若在半年内使基础体重下降10%,肝内脂肪沉积可完全消退,肝功能亦可恢复正常。运动以有氧运动为主,无氧运动为辅。每天坚持体育锻炼,保持每周中等量有氧运动5次,每次30分钟以上,可以根据自身情况选择合适的锻炼项目,如快走、打乒乓球、慢跑、打羽毛球等。锻炼时应注意循序渐进,从小运动量开始,逐步达到适当的运动量,以加强体内脂肪消耗。

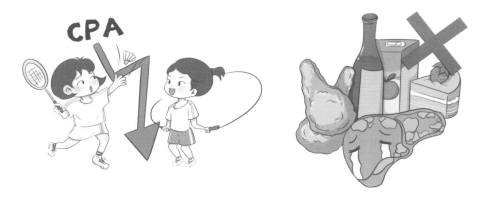

在生活中要谨慎使用药物,抗炎保肝药最多不超过3种。肝脏是药物代谢的主要场所,用药不当极易造成包括脂肪肝、肝酶学异常在内的药物性肝损害。最重要的是要定期复查,特别是有肥胖症、糖尿病、高脂血症、脂肪肝家族史者,应加强自我保健意识,定期进行健康体检。非酒精性脂肪肝患者每1～3个月测量体重、腰围、臀围、血压;每3～6个月检测血常规、超敏C反应蛋白、肝功能、血脂、血糖和血尿酸;每半年至一年检查上腹部B超,有条件者可同时做肝脏瞬时弹性检测,定量检测肝纤维化和肝脂肪变性程度。

如果肝功能指标出现了异常,代表可能已经发生了脂肪性肝炎,这时仅靠体育锻炼和控制摄入等已不足以解决问题,需在专业内科医生的指导下进行保肝降酶等治疗。同时,需要对症治疗相关的其他病因。如若置之不理,此类脂肪性肝炎,长期炎症会导致肝细胞变性、坏死,刺激肝脏内纤维组织增生,疾病进展则可能导致肝纤维化和肝硬化,甚至并发肝癌等。

脂肪肝该做哪些检查?

(1)肝脏B超和CT:肝脏B超检查是临床最常用的方法,CT检查准确性略高于B超,但费用相对较高。

(2)肝脏穿刺活检与瞬时弹性成像技术:肝脏穿刺活检可用于评价肝病病因和病变程度,是评估肝脏炎症和纤维化的"金标准"。瞬时弹性成像技术主要通过检测肝组织硬度评估肝纤维化分期,具有非创伤性、快速等优点。

(3)肝脏血液学检测

1)蛋白质:白蛋白为肝脏功能的重要指标,可反映肝脏合成功能。当各种原因导致肝脏受损,甚至严重受损,或肝硬化、肝功能衰竭时,白蛋白值通常下降。

2)转氨酶类:转氨酶越高,提示肝脏炎症、损伤越重。

3)胆红素类:肝脏受损达到一定严重程度时,通常表现为胆红素升高。

4)血脂:脂肪肝患者容易合并血脂升高、高脂血症,如胆固醇水平升高、甘油三酯水平偏高。

5)甲胎蛋白:这是诊断原发性肝癌的肿瘤指标。脂肪肝可能会引起甲胎蛋白升高,但数值不会明显升高。若甲胎蛋白明显升高,则说明病情发生变化,需引起重视。

6)肝纤维化四项检查:该检查主要用来衡量肝脏炎症活动度、纤维化程度。

 专家小·贴士

　　脂肪肝是一种常见的肝脏疾病,它提醒我们要关注健康的生活方式。专家建议,通过合理调整饮食结构,减少高脂肪、高热量食物的摄入,增加膳食纤维摄入,以及坚持适量运动,可以有效预防和改善脂肪肝。同时,定期体检,及时监测肝功能和肝脏状况,对于早期发现并干预脂肪肝至关重要。已经患有脂肪肝的朋友不必过度担忧,只要积极改变不良生活习惯,脂肪肝是可以得到控制甚至逆转的。从今天开始,让我们迈向更健康的生活!

别拿胆病不当回事儿

孙洋馨　郝娇荣

莉莉是个都市白领,平时工作忙、压力大,天天吃盒饭,这次假期难得回家和父母团聚,妈妈心疼女儿在外打拼,伙食不好,天天在家变着花样做好吃的。莉莉是个"无肉不欢"的人——红烧肉、清蒸鱼、白斩鸡、酱猪蹄,妈妈做的饭菜就是香!莉莉吃完饭就蜷在沙发上继续追剧,又把薯片、瓜子往嘴里送。晚上睡得晚,早上不起床。

幸福的时光总是那么短暂。这天晚饭后,莉莉正吃着零食,忽然右上腹部一阵绞痛？一家人连忙赶到急诊,经过检查,原来是慢性胆囊炎伴泥沙样结石。对于慢性胆囊炎,莉莉并不陌生,单位体检时也查出来过,平时并没有什么症状。这次为什么疼得这么厉害呢？原来,这是生活习惯引起的慢性胆囊炎急性发作。

别把胆病不当回事儿,胆囊炎急性发作后,可从单纯性炎症进展至化脓性炎症,甚至形成胆囊积脓、坏死、穿孔,导致弥漫性腹膜炎,或引起胆源性肝脓肿。胆囊炎的发病与生活习惯、饮食结构密切相关。生活不规律,进餐不定时、不定量,不吃早餐,进食太精细,摄入过量脂肪、蛋白质、糖等,会加重胆囊排泄胆汁的负担,精神压力、情绪紧张也会影响胆汁的排泄,久而久之,容易导致胆囊疾病。

 莫把胆囊炎当成胃肠病！

临床上,许多胆囊炎患者往往认为自己得的是胃病,随便吃些胃药而不去就医,结果不仅延误了治疗,还会导致严重并发症,使小病酿成大病。胆囊炎容易被误诊为胃肠病,这是由多种因素造成的。首先,胃和胆囊同属消化器官,都位于上腹部,都受内脏神经支配,当这两个脏器有病时,症状极为相似,主要有嗳气、呃逆、饭后饱胀、恶心呕吐等上消化道症状,而且不易区分疼痛来源。其次,胆石症、慢性胆道感染都是慢性病,症状时好时坏,服药后症状有所缓解,这种慢性病程与胃病很像。再者,这两种疾病的诱因很相似,都与饮食不当、情绪激动、精神紧张有关。

 您了解自己的"胆囊"吗？

　　胆囊位于腹部右侧，肝脏下面。胆囊储存和浓缩肝脏产生的胆汁，并把胆汁输送至十二指肠，帮助脂肪消化。胆汁从胆囊经胆囊管及胆总管排入十二指肠内。正常胆囊长8～12厘米，宽3～5厘米，容量为30～60毫升。有人说，胆与胆量有关，胆切除后，胆量就会变小，这完全没有科学依据。胆囊有什么用呢？首先是储存胆汁：一个饥饿的人，胆汁储存在胆囊内，当消化需要时，再由胆囊排出，胆囊因而被称为"胆汁仓库"；胆囊黏膜每天能分泌稠厚的黏液，保护胆道黏膜不受浓缩胆汁的侵蚀和溶解；胆囊内胆汁排入十二指肠，可帮助脂肪的消化和吸收，一般来讲，进食脂肪半小时内，胆囊即可排空。

容量30～60毫升

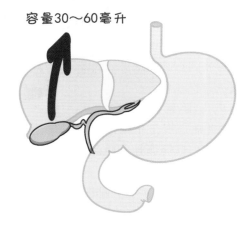

 什么是胆囊炎？

　　胆囊炎是指发生在胆囊壁的炎症反应，是一种常见的消化系统疾病，且多见于中年、体形偏胖及高脂饮食的人群和女性人群，对身体危害大，严重时甚至危及生命。胆囊的主要功能是贮存、浓缩胆汁，胆汁排出受阻并继发感染时会导致胆囊炎。近年来，随着人们生活方式的改变，胆囊炎的发病率明显升高，因此我们有必要加深对它的认识。

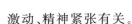 胆囊炎有什么分类及表现？

　　（1）急性胆囊炎：急性起病，典型症状为突然发生的右上腹剧痛，疼痛可放射到右侧肩背部，常伴有恶心、呕吐，严重时可有高热、黄疸。急性胆囊炎多由

胆囊结石引起,需要及时治疗,否则可能会导致化脓坏死、穿孔等严重并发症。

(2)慢性胆囊炎:症状一般不如急性胆囊炎典型和严重,最常表现为腹痛,也可有厌食油腻、腹胀等消化不良表现。慢性胆囊炎多有急性胆囊炎或胆绞痛发作史,也常伴有胆结石。

(3)结石性胆囊炎:因胆囊结石堵塞胆囊管并继发细菌感染,可表现为急性发作或慢性迁延。

(4)非结石性胆囊炎:结石外的因素如某些诱因引起的胆汁淤积或胆囊管本身结构问题,也可导致胆囊炎急性或慢性起病。

 ## 如何治疗胆囊炎?

无论哪种病因引起了胆囊炎,急性期都不可大意,需要及时入院治疗,否则会延误病情。医师会根据患者病情选择内科药物治疗或外科手术治疗;慢性期若无明显症状,可采取保守治疗并密切观察。病情缓解后应严格注意生活方式,避免再发。

 ## 如何远离胆囊炎?

(1)合理饮食:注意饮食卫生,适当多饮水,少食多餐,避免暴饮暴食,合理搭配膳食,避免摄入过多脂肪、胆固醇。

(2)运动保健:劳逸结合,坚持适度体育锻炼,避免受凉,预防感染。

(3)情绪健康:注意调节情绪,舒缓压力,保持心情舒畅。

然而,当看到体检报告上"胆囊炎"的字眼,多数人还是会紧张不安,其实我们大可不必"草木皆兵"。高峰玉主任提醒大家:关键是要知己知彼、心中有数,平时注意养成良好的生活习惯,并能识别需要及时干预的急性类型,早期接受规范治疗。

 ## 如何检查胆囊炎?

空腹到医院,抽血查血常规、肝功能;查腹部超声。

专家小·贴士

　　胆囊炎是一种常见的消化系统疾病,与生活习惯和饮食结构紧密相关。专家提醒,预防胆囊炎的关键在于合理饮食、适度运动和情绪管理:应避免暴饮暴食,定时定量进食,减少高脂肪和高胆固醇食物的摄入;坚持适量体育锻炼,保持心情舒畅,避免长时间的精神压力。对于已经患有胆囊炎的患者,应及时就医,遵循医嘱进行治疗,并在病情缓解后继续保持良好的生活方式,以防止病情复发。定期体检,尤其是行腹部超声检查,有助于早期发现和干预胆囊疾病。

消化科医生提醒您:酒美情深,莫要贪杯

寇滦

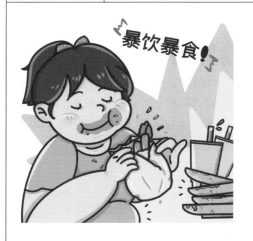

　　2023 年 1 月 27 日,正月初六,山东省妇幼保健院消化内科门诊来了一位表情十分痛苦的年轻男性,他叫张凯(化名),因为疼痛而面部扭曲,面色苍白,满头大汗。他抱着肚子蜷缩在椅子上,他的家属给我们介绍了起病经过:"由于各种原因,我们已经三年没有一起过年了,今年我们终于能够团聚了,过年期间没少喝酒,昨天他又喝多了,没多久就喊着肚子疼,说是像刀割一样疼。而且他疼得满头大汗,还吐了不少。"家里人赶紧带他来了医院,接诊医生仔细询问了他的病史,查体见上腹部明显压痛,为其查了血和 CT,最终确诊急性胰腺炎,急收入院治疗,2 周后治愈出院。

什么是急性胰腺炎?

急性胰腺炎是多种病因导致胰酶在胰腺内被激活后引起胰腺组织自身消化、水肿、出血甚至坏死的炎症反应,可在不同程度上波及邻近脏器。

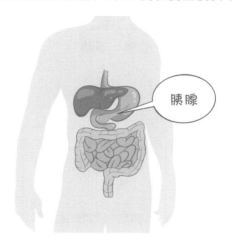

胰腺

 急性胰腺炎可以分成哪几种类型?

急性胰腺炎分为轻症急性胰腺炎、中重症急性胰腺炎和重症急性胰腺炎。多数急性胰腺炎为轻症,患者仅需短期住院治疗;中重症急性胰腺炎早期病死率低,若控制不佳,后期坏死组织合并感染,则病死率高;重症急性胰腺炎病死率高。

 急性胰腺炎有什么临床表现?

急性胰腺炎多以急性腹痛、恶心、呕吐、发热、黄疸和血淀粉酶增高等为特点。而出血坏死型胰腺炎可出现休克、高热、黄疸、腹胀、肠麻痹、腹膜刺激征以及皮下出现瘀血等。具体症状如下:

（1）一般症状

1）腹痛:为最早出现的症状,多在暴饮暴食或极度疲劳之后发生,多为突然发作,疼痛位于上腹正中或偏左位置。疼痛为持续性进行性加重,似刀割样。疼痛向背部、胁部放射。若为出血坏死性胰腺炎,发病后短时间内即发展为全腹痛、急剧腹胀,同时很快出现轻重不等的休克。

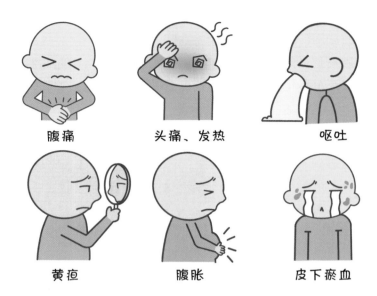

| 腹痛 | 头痛、发热 | 呕吐 |
| 黄疸 | 腹胀 | 皮下瘀血 |

2）恶心、呕吐：发作频繁，呕吐物起初为伴有食物的胆汁样物，病情进行性加重，很快即发生肠麻痹，则吐出物为粪样。

3）黄疸：急性水肿型胰腺炎出现黄疸者较少，约占 1/4；急性出血性胰腺炎患者黄疸出现较多。

4）脱水：急性胰腺炎的脱水主要由肠麻痹、呕吐所致，而重型胰腺炎在短时间内即可出现严重脱水及电解质紊乱。出血坏死型胰腺炎患者发病后数小时至十几小时即可严重脱水，无尿或少尿。

5）由于胰腺有大量炎性渗出，以致胰腺坏死和局限性脓肿等，患者可出现不同程度的体温升高。若为轻型胰腺炎，患者一般体温在 39 摄氏度以内，3～5 天即可下降。而重型胰腺炎患者体温常为 39～40 摄氏度，常出现谵妄，持续数周不退，并出现毒血症表现。

6）少数出血坏死性胰腺炎，胰液以至坏死溶解的组织沿组织间隙到达皮下，并溶解皮下脂肪，而使毛细血管破裂出血，使局部皮肤呈青紫色，有的可融成大片状，在腰部前下腹壁出现，亦可在脐周出现。

7）胰腺的位置较深，一般的轻型水肿型胰腺炎在上腹部深处有压痛，少数在前腹壁有明显压痛。而急性重型胰腺炎，由于大量胰腺溶解、坏死、出血，前后腹膜均被累及，全腹肌紧、压痛，全腹胀气，并可有大量炎性腹水，可出现移动性浊音，肠鸣音消失，出现麻痹性肠梗阻。

8）由于渗出液的炎性刺激，可出现胸腔反应性积液，以左侧为多见，可引起同侧的肺不张,导致患者呼吸困难。

9）大量的坏死组织积聚于小网膜囊内,在上腹可以看到一隆起性包块,触之有压痛,包块边界往往不清。少数患者腹部压痛等体征已不明显,但仍有高热、白细胞计数增高,甚至经常性出现类似"部分性肠梗阻"的表现。

（2）局部并发症

1）胰腺脓肿:常于起病2～3周后出现。此时患者高热伴中毒症状,腹痛加重,可扪及上腹部包块,白细胞计数明显升高。穿刺液为脓性,培养后有细菌生长。

2）胰腺假性囊肿:多在起病3～4周后形成。体检常可扪及上腹部包块,大的囊肿可压迫邻近组织,导致相应症状。

（3）全身并发症:常有急性呼吸衰竭、急性肾衰竭、心力衰竭、消化道出血、胰性脑病、败血症、真菌感染、高血糖等并发症。

 急性胰腺炎的病因是什么?

急性胰腺炎的病因比较复杂,胆结石、酗酒、暴饮暴食、高脂血症、药物（如激素及硫唑嘌呤等）、外伤等因素均可诱发急性胰腺炎。胆石症仍是我国急性胰腺炎发生的主要病因。

 怀疑急性胰腺炎时需做哪些检查?

（1）血液学检查:包括血常规、血淀粉酶、脂肪酶、血糖、肝功能、肾功能、血钙、血脂等。

（2）影像学检查:腹部超声是最基本的检查手段,但有一定的局限性,胃肠积气对检查结果影响较大;腹部CT检查可以看出胰腺形态、周围有无渗出,也能看出胆道、胆囊、胆管情况。

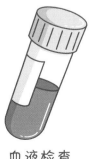

血液检查

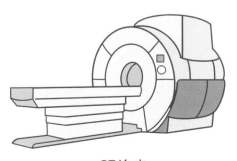

CT检查

如何治疗急性胰腺炎？

急性胰腺炎症状较重，发展较快，患者需尽快入院治疗，经禁饮食、胃肠减压、抑制胰酶分泌、抗感染、对症支持后，多数可缓解。待症状缓解后，可逐渐恢复正常饮食。多数患者预后较好。

 急性胰腺炎患者最怕吃什么？

酸性食物　　　　　　　　辛辣食物

乳制品　　　　　　　　酒精

（1）酸性食物：急性胰腺炎患者不能吃酸味太重的食物，有酸味的食物会加重胰腺负担，对康复治疗起反作用。

（2）辛辣刺激性食物：辣味也会刺激胰腺，使本来就不能正常代谢的胰腺受到刺激，因此患者也不能吃辛辣刺激性食物。

（3）高脂牛奶：消化过程需要胆汁和胰酶的参与，喝牛奶将加重胆囊和胰腺的负担，加重病情；尤其在急性胰腺炎发病初期，患者不能喝牛奶，应严格控制脂肪和蛋白质摄入。

（4）产气食物：如红薯、豆浆，这些食物会在肠内产生过多气体，加重腹胀现象，导致胰腺炎发作。

（5）油荤类食物。

（6）高盐食物：食盐过多会加重胰腺充血水肿。

（7）过量饮酒：酒精能够促进大量的酶分泌，使胰管内压力升高，引起胰腺腺泡破裂,从而引发急性胰腺炎。

 急性胰腺炎患者能吃什么?

急性胰腺炎患者在急性期需禁饮食,不能吃喝,在病情缓解后可以吃容易消化和清淡的食物,如面条、小米粥、米汤、稀饭、面包等,也可以搭配富含营养的食物如鱼肉、瘦肉、蛋清、豆腐、新鲜蔬果等,但不宜吃得过多,七分饱最好。

 如何预防急性胰腺炎?

(1)减少诱因:减少饮酒、暴饮暴食等不良生活习惯。

(2)避免胆道疾病发生。

(3)合理饮食:调整饮食结构,避免急性胰腺炎发生。

(4)控制疾病:及时处理全身性疾病,将血糖、血脂控制在正常水平。

(5)劳逸结合:增强机体免疫力,降低细菌、病毒入侵的可能性。

 专家小·贴士

　　大量饮酒、暴饮暴食是会引起急性胰腺炎的,大家一定管好嘴巴,适度喝酒、应酬,平时多吃高纤维蔬菜,增强胃动力。有胰腺炎病史者,最好终生戒烟酒,防止胰腺炎再度发作。

参考文献

1.武霞霞,保志军.食管-贲门黏膜撕裂症的诊治进展[J].国际消化病杂志,2017,37(4),221-223.

2.吴以龙.食管贲门黏膜撕裂症的临床及内镜特点分析[J].中华消化内镜杂志,2008,25(12),665-666.

3.李凡,徐志凯.医学微生物学.8版.北京:人民卫生出版社.2013.

4.祝荫,吕农华.儿童和老年人群的幽门螺杆菌治疗[J].中华消化杂志,2022,42(11):729-732.

5.项安易,李全林,周平红.幽门螺杆菌检测方法研究进展[J].中华消化杂志,2022,42(11):789-792.

6.中华医学会消化病学分会幽门螺杆菌学组.2022中国幽门螺杆菌感染治疗指南[J].中华消化杂志,2022,42(11):745-756.

7.中华儿科杂志编辑委员会,国家儿童医学中心消化专科联盟,中华医学会儿科学分会消化学组.中国儿童幽门螺杆菌感染诊治专家共识[J].中华儿科杂志,2023,61(7):580-587.

8.崔慧先,李瑞锡.局部解剖学[M].9版.北京:人民卫生出版社,2021.

9.刘文忠,谢勇,陆红,等.第五次全国幽门螺杆菌感染处理共识报告[J].胃肠病学,2017,22(6):346-360.

10.中华医学会儿科学分会消化学组,国家儿童医学中心消化专科联盟,中华儿科杂志编辑委员会.中国儿童幽门螺杆菌感染诊治专家共识(2022)[J].中华儿科杂志,2023,61(7):580-587.

11.中华医学会消化内镜学分会儿科协作组,中国医师协会内镜医师分会儿科消化内镜专业委员会.中国儿童消化道异物管理指南(2021)[J].中华消化内镜杂志,2022,39(1):19-34.

12.中华医学会儿科学分会消化学组,中华儿科杂志编辑委员会.中国儿童消化道异物诊断、管理和内镜处理专家共识.中华儿科杂志,2022,60(5):401-407.

13苏向前.消化道息肉到底要不要切[J].江苏卫生保健,2019,(8):20.

14.杨洪彬,任晓侠,葛库库,等.胶囊内镜在儿童小肠疾病中的临床应用价值[J].中华消内镜杂志,2022,39(12):978-982.

15.中华人民共和国国家卫生和计划生育委员会.职业性慢性铅中毒的诊断(GBZ 37—2015)[S].(2015-12-15)[2024-4-11].

16.朱启星,傅华.预防医学[M].北京:人民卫生出版社,2015.

17.马海燕,李红,王红英.铅与小儿相关疾病[M].北京:人民卫生出版社,2007.

18.黑朝霞.儿童铅中毒高危因素分析[J].中国医师杂志,2011(z1):148-149.

19.赵红梅,游洁玉,ZHAO H,等.电子内镜在儿童慢性腹泻中的应用[J].中华实用儿科临床杂志,2015,30(19):1457-1460.

20.郑荣寿,陈茹,韩冰峰,等.2022年中国恶性肿瘤流行情况分析[J].中华肿瘤杂志,2024,46(3):221-231.

21.赵晓军,李娜,王海红,等.结肠镜检查对于儿童下消化道疾病诊疗价值探讨[J].胃肠病学和肝病学杂志,2014,23(6):654-656.

22.罗盛鸿,刘韶辉,丘熙廉.小儿结肠息肉内镜下特征分析[J].现代消化及介入诊疗,2010,15(3):180-181.

23.冯珺,耿一婷,周游,等.家族性腺瘤性息肉病的诊治规范及进展[J].中华内科杂志,2022,61(8):959-964.

24.PENNAZIO M, RONDONOTTI E, DESPOTT E J, et al. Small-bowel capsule endoscopy and device-assisted enteroscopy for diagnosis and treatment of small-bowel disorders: European Society of Gastrointestinal Endoscopy (ESGE) Guideline-Update 2022[J]. Endoscopy, 2023, 55(1): 58-95.

25.ZHOU L Y, SONG Z Q, XUE Y, et al. Recurrence of Helicobacter pylori infection and the affecting factors: A follow-up study[J]. Journal of Digestive Diseases, 2016, 18(1):47-55.